国家出版基金项目
NATIONAL PUBLICATION FOUNDATION

中医历代名家学术研究丛书

主编 潘桂娟

Academic Research Series of Famous
Doctors of Traditional Chinese
Medicine through the Ages

"十三五"国家重点图书出版规划项目

张银柱 编著

王清任

U0346025

全国百佳图书出版单位
中国中医药出版社
·北 京·

图书在版编目（CIP）数据

中医历代名家学术研究丛书. 王清任 / 潘桂娟主编；
张银柱编著. —北京：中国中医药出版社，2022.7
ISBN 978-7-5132-7590-3

Ⅰ.①中… Ⅱ.①潘… ②张… Ⅲ.①中医临床—经验—
中国—清代 Ⅳ.① R249.1

中国版本图书馆 CIP 数据核字（2022）第 076255 号

中国中医药出版社出版

北京经济技术开发区科创十三街 31 号院二区 8 号楼
邮政编码　100176
传真　010-64405721
河北品睿印刷有限公司印刷
各地新华书店经销

开本 880×1230　1/32　印张 4.5　字数 120 千字
2022 年 7 月第 1 版　2022 年 7 月第 1 次印刷
书号　ISBN 978-7-5132-7590-3

定价　49.00 元
网址　www.cptcm.com

服 务 热 线　010-64405510
购 书 热 线　010-89535836
维 权 打 假　010-64405753

微信服务号　**zgzyycbs**
微商城网址　**https://kdt.im/LIdUGr**
官方微博　**http://e.weibo.com/cptcm**
天猫旗舰店网址　**https://zgzyycbs.tmall.com**

2005 年国家重点基础研究发展计划（973 计划）课题"中医学理论体系框架结构与内涵研究"（编号：2005CB532503）

2009 年科技部基础性工作专项重点项目"中医药古籍与方志的文献整理"（编号：2009FY120300）子课题"古代医家学术思想与诊疗经验研究"

2013 年国家重点基础研究发展计划（973 计划）项目"中医理论体系框架结构研究"（编号：2013CB532000）

国家中医药管理局重点研究室"中医理论体系结构与内涵研究室"建设规划

"十三五"国家重点图书、音像、电子出版物出版规划（医药卫生）

2021 年度国家出版基金资助项目

项目来源及国家重点图书出版计划

前言

中医理论肇始于《黄帝内经》《难经》，本草学探源于《神农本草经》，辨证论治及方剂学发轫于《伤寒杂病论》。在此基础上，历代医家结合自身的思考与实践，提出独具特色的真知灼见，不断革故鼎新，充实完善，使得中医药学具有系统的知识体系结构、丰富的原创理论内涵、显著的临床诊治疗效、深邃的中国哲学背景和特有的话语表达方式。历代医家本身就是"活"的学术载体，他们刻意研精，探微索隐，华叶递荣，日新其用。因此，中医药学发展的历史进程，始终呈现出一派继承不泥古、发扬不离宗的繁荣景象。

中国中医科学院中医基础理论研究所，自 2008 年起相继依托 2005 年国家重点基础研究发展计划（973 计划）课题"中医学理论体系框架结构与内涵研究"、2009 年科技部基础性工作专项重点项目"中医药古籍与方志的文献整理"子课题"古代医家学术思想与诊疗经验研究"、2013 年国家重点基础研究发展计划（973 计划）项目"中医理论体系框架结构研究"，以及国家中医药管理局重点研究室（中医理论体系结构与内涵研究室）建设规划，联合北京中医药大学等 16 所高等院校及科研和医疗机构的专家、学者，选取历代具有代表性或学术特色突出的医家，系统地阐释与解析其学术思想和诊疗经验，旨在发掘与传承、丰富与完善中医理论，为提升中医师临床实践能力和水平提供参考和借鉴。本套丛书即是由此系列研究阶段性成果总结而成。

综观历史，凡能称之为"大医"者，大都博览群书，学问淹博赅洽，集百家之言，成一家之长。因此，我们以每位医家的内容独立成书，尽可能尊重原著，进行总结、提炼和阐发。本丛书的另一个特点是，将医家特色学术观点与临床实践相印证，尽可能选择一些典型医案，用以说明理论的实践价值，便于临床施用。本丛书列选"'十三五'国家重点图书、音像、电子出版物出版规划""医药卫生"类项目，收载民国及以前共 102 名医家。第一批 61 个分册，已于 2017 年出版。第二批 41 个分册，申报 2021 年国家出版基金项目已获批准，出版在即。

丛书各分册作者，有中医基础和临床学科的资深专家、国家及行业重点学科带头人，也有中青年骨干教师、科研人员和临床医师中的学术骨干，来自全国高等中医药院校、科研机构和临床单位。从学科分布来看，涉及中医基础理论、中医各家学说、中医医史文献、中医经典及中医临床基础、中医临床各学科。全体作者以对中医药事业的拳拳之心，共同努力和无私奉献，历经数年完成了这份艰巨的工作，以实际行动切实履行了"继承好、发展好、利用好"中医药的重大使命。

在完成上述科研项目及丛书撰写、统稿与审订的过程中，研究团队暨编委会和审订委员会全体成员精益求精之心始终如一。在上述科研项目负责人、丛书总主编、中国中医科学院中医基础理论研究所潘桂娟研究员主持下，由常务副主编陈曦副研究员、张宇鹏副研究员及各分题负责人——翟双庆教授、钱会南教授、刘桂荣教授、郑洪新教授、邢玉瑞教授、马淑然教授、文颖娟教授、陆翔教授、杨卫彬研究员、崔为教授、江泳教授、柳亚平副教授、王静波副教授等，以及医史文献专家张效霞教授，分别承担或参与了团队的组织和协调，课题任务书和丛书编写体例的起草、修订和具体组织实施，各单位课题研究任务的落实和分册文稿编写、审订等工作。编委会多次组织工作会议和继续教育项目培训，推进编撰工作进度，确保书稿撰写规范，并组织有关专家对初稿进行审订；最终，由总主编与常务副主编对丛书各分册进行复审、修订和统稿，并与全体作者充分交流，对各分册内容加以补充完善，而始得告成。

2016 年 2 月，国家中医药管理局颁布《关于加强中医理论传承创新的若干意见》，指出要"加强对传承脉络清晰、理论特色鲜明的古代医家的学术思想研究"。2016 年 2 月，国务院颁布《中医药发展战略规划纲要（2016—2030 年）》，强调"全面系统继承历代各家学术理论、流派及学说"。上述项目研究及丛书的编写，是研究团队对国家层面"遵循中医药发展规律，传承精华，守正创新"号召的积极响应，体现了当代中医人敢于担当的勇气和矢志不渝的追求！通过此项全国协作的系统工程，凝聚了中医医史、文献、理论、临床研究的专门人才，培育了一支专业化的学术队伍。

在此衷心感谢中国中医科学院及其所属中医基础理论研究所、中医药信息研究所、研究生院，以及北京中医药大学、陕西中医药大学、山东中医药大学、云南中医药大学、安徽中医药大学、辽宁中医药大学、浙江中医药大学、成都中医药大学、湖南中医药大学、长春中医药大学、黑龙江中医药大学、南京中医药大学、河北中医学院、贵州中医药大学、中日友好医院 16 家科研、教学和医疗单位对此项工作的大力支持！衷心感谢中国中医科学院余瀛鳌研究员、姚乃礼主任医师、曹洪欣教授与北京中医药大学严季澜教授在项目实施和本丛书出版过程中给予的悉心指导与支持！衷心感谢中国中医药出版社有关领导及华中健编辑、芮立新编辑、伊丽萦编辑、鄢洁编辑及丛书编校人员的辛勤付出！

在本丛书即将付梓之际，全体作者感慨万千！希望广大读者透过本丛书，能够概要纵览中医药学术发展之历史脉络，撷取中医理论之精华，承绪千载临床之经验，为中医药学术的振兴和人类卫生保健事业做出应有的贡献！

　　由于种种原因，书中难免有疏漏之处，敬请读者不吝批评指正，以促进本丛书的不断修订和完善，共同推进中医历代名家学术的继承与发扬！

《中医历代名家学术研究丛书》编委会

2021 年 3 月

凡例

一、本套丛书选取的医家，为历代具有代表性或特色思想与临床经验者，包括汉代至晋唐医家6名，宋金元医家19名，明代医家24名，清代医家46名，民国医家7名，总计102名。每位医家独立成册，旨在对医家学术思想与诊疗经验等内容进行较为详尽的总结阐发，并进行精要论述。

二、丛书的编写，本着历史、文献、理论研究有机结合的原则，全面解读、系统梳理和深入研究医家原著，适当参考古今有关该医家的各类文献资料，对医家学术思想和诊疗经验加以发掘、梳理、提炼、升华、概括，将其中具有理论意义、实践价值的独特内容阐发出来。

三、丛书在总体框架上，要求结构合理、层次清晰；在内容阐述上，要求概念正确，表述规范，持论公允，论证充分，观点明确，言之有据；在分册体量上，鉴于每个医家的具体情况不同，总体要求控制在10万～20万字。

四、丛书的每一分册的正文结构，分为"生平概述""著作简介""学术思想""临证经验"与"后世影响"五个独立的内容范畴。各分册将拟论述的内容按照逻辑与次序，分门别类地纳入以上五个内容范畴之中。

五、"生平概述"部分，主要包括医家姓名字号、生卒年代、籍贯等基本信息，时代背景、从医经历以及相关问题的考辨等。

六、"著作简介"部分，逐一介绍医家的著作名称（包括现存、已经亡佚又经后人辑复的著作）、卷数、成书年代、主要内容、学术价值等。

七、"学术思想"部分，分为"学术渊源"与"学术特色"两部分进行论述。前者重在阐述医家之家传、师承、私淑（中医经典或前代医家思想对其影响）关系，重点发掘医家学术思想的历史传承与学术渊源；后者主要从独特学术见解、学术成就、学术特点等方面，总结医家的主要学术思想特色。

八、"临证经验"部分，重点考察和论述医家学术著作中的医案、医论、医话，并有选择地收集历代杂文笔记、地方志等材料，从中提炼整理医家临床诊疗的思路与特色，发掘、总结其独到的诊治方法。此外，还根据医家不同情况，以适当方式选录部分反映医家学术思想与临证特色的医案。

九、"后世影响"部分，主要包括"学术影响与历代评价""学派传承（学术传承）""后世发挥"和"国外流传"等内容。其中，对医家的总体评价，重视和体现学术界共识和主流观点，在此基础上，有理有据地阐明新见解。

十、附以"参考文献"，标示引用著作名称及版本。同时，分册编写过程中涉及的期刊与学位论文，以及未经引用但能体现一定研究水准的期刊与学位论文也一并列出，以充分体现对该医家研究的整体状况。

十一、附以丛书全部医家名录，依照时间先后排列，以便查验。

十二、丛书正文标点符号使用，依据中华人民共和国国家标准《标点符号用法》（GB/T 15834—2011）。医家原书中出现的俗字、异体字等一律改为简化正体字，个别不能对应简化字的繁体字酌予保留。

《中医历代名家学术研究丛书》编委会

2021 年 3 月

内容提要

　　王清任，一名全任，字勋臣，生于清乾隆三十三年（1768），卒于清道光十一年（1831）；直隶省（今河北省）玉田县人；清代伟大的医学科学家，著有《医林改错》。此书是王清任耗费毕生心血著成的医学巨作，这是他一生业医实践和从事解剖学研究的经验总结。王清任重视人体气血，尤其善用活血逐瘀法治疗疑难病证；丰富了中医诊治气虚、血瘀证的理论与方法，创制了活血逐瘀系列方剂，用于多种病证并取得了切实的疗效；为后世医家诊治血瘀证，拓宽了思路，带来了有益的启示，产生了广泛的学术影响。本书内容包括王清任的生平概述、著作简介、学术思想、临证经验、后世影响等。

王清任是清代敢于疑古求实，冲破历史束缚，勇于创新的伟大医学家。他潜心研究中医学40余年，在继承前人医学经验和学术体系的基础上，提出了超过前人的理论见解，并将其毕生的实践经验和理论见解汇集成中医学理论巨作《医林改错》。书中重视人体解剖，与《内经》以来对脏腑的认识有所不同，对脏腑的形态与构造有了新的发现，记载了50多种不同的血瘀病证，创立了24首治疗瘀血证的方剂。

1949年新中国成立后，中央人民政府纠正国民政府排斥中医的错误政策，重视中医学的继承和发展，有关王清任的学术研讨十分活跃。笔者以"王清任""医林改错"为主题词，在中国知网（CNKI）检索到1950年至2020年间的期刊论文865篇、学位论文20篇。其中，包括对王清任生平事迹的考证、对《医林改错》的认识与研究，主要集中于其创制的活血逐瘀方剂。有关王清任学术的整理研究著作，主要有张冬梅主编的《王清任传世名方》，中国中医研究院广安门医院主编的《中国历代名医学术经验荟萃丛书·活血化瘀名家王清任》，温武兵等编写的《带您走进〈医林改错〉》，窦志芳编写的《〈医林改错〉注释及临床应用》，钱超尘、温长路主编的《王清任研究集成》等。此外，在潘桂娟主编的《中医历代名家学术研究集成》中，载有张玉辉撰写的"王清任"专篇。上述文献，为笔者提供了有益的参考。

本次整理研究，立足于对王清任《医林改错》内容的深入整理和分析，旨在更确切地阐明王清任的学术渊源、学术特色、临证经验、后世影响及主要学术贡献。在整理研究过程中，调研并参考了古今医家学者有关王清任的研究文献。

本次整理研究所依据的王清任著作版本：上海科学技术出版社，1966年出版的《医林改错》。编写过程中的部分参考文献，附于本书之后。

衷心感谢参考文献的作者和支持本项研究的各位同仁！

北京中医药大学　张银柱

2021 年 3 月

目
录

王清任

生平概述

　　王清任通过长期的医疗实践和实地的脏腑观察，基于实事求是的治学态度和大胆创新的精神，在中医学术史上写下了自己浓墨重彩的一页，花费其毕生心血著成的《医林改错》，使王清任成为中医学历史上著名的医学科学巨匠。其学术成就一是明确地肯定了脏腑解剖学在医学中的重要意义，二是对气血理论和活血化瘀疗法有新的创见和发挥。他提出了按瘀血部位不同进行治疗的主张，重视气血，对后世活血化瘀的理论和临床实践，都具有重要的影响。

一、时代背景

　　王清任生活于清代由盛转衰的年代。据何孝荣所著《清史十五讲》所述，康雍乾盛世分期：康熙二十三年（1684）到嘉庆四年（1799），为历史上有名的"康雍乾"盛世。这一时期，中国基本统一，清代开放海禁，百姓望治心切，清朝在中原地区站稳了脚跟；至乾隆皇帝于嘉庆四年（1799）去世后，清朝各种内政问题纷纷显现，盛世落下帷幕。

　　在"康雍乾"盛世阶段，由于康熙、雍正、乾隆三代帝王的励精图治，中国的大一统局面已经形成，社会走向安定，农业、手工业、商业获得了很大发展，封建经济日趋繁荣，国家库藏充盈，国力强盛，文化成就突出。在农业方面，康熙、雍正、乾隆三代帝王，皆高度重视农业生产。朝廷以农业为国本，不遗余力地发展农业生产，鼓励垦荒，全国可耕地面积，由明代末年的六亿七千万亩，到乾隆末年已超过十亿亩。康熙时代，还投入巨资治理黄河、浑河，使黄河水患得以基本消除。乾隆即位后，继承了这一国策，继续兴修水利，为农业生产提供保障，对提高农作物产量发挥了巨大作用。在粮食产量提高的同时，棉花、桑麻、烟草等经济作物，也在全国各地普遍种植。由于经济作物的普遍种植，且经济作物的回报率要高于种植粮食，挤占了一部分粮田种植面积，客观上促进了粮食商品化。手工业方面，为了促进手工业的发展，清政府陆续颁布了几条法令。如康熙年间，将班匠银摊入地亩征收，工匠籍贯制度彻底废除。这一改革削弱了手工工匠对封建政权的依附关系，减轻了手工工匠负担，有力地推动了民营手工业发展和商品经济繁荣。同时，农业生产力和农业商品化生产程度的提高，也为民营手工业在劳力和生产资料方面提供了保证。雍正时期推行的摊丁入亩，劳动力可以自由流动，为手工业进一步发展提供了充分的保证。这一时期，官营手工业主要集中在纺织、采矿、大型磁窑、兵器生产、铸钱等少数行业和部门；民营手工业范围则较为广泛，几乎涉及官民所用各类物品。对外贸易方面，清初实行海禁；平定"三藩之乱"后，朝廷下令开海贸易。康熙后期至雍正前期，一度禁止与南洋的贸易。雍正五年（1727），取消了南洋贸易禁令。至乾隆二十二年（1757），清政府关闭其他通商口岸，只许在广州贸易，并对外国商人严格限制。虽然清政府对外贸易政策屡有变化，但海外贸易一直没有停止。西方国家输入中国的商品，主要有棉花、呢绒、钟表等。中国出口商品，以茶叶、棉布、丝绸、瓷器为主。起先，西方来华贸易商船，每年十至二十几艘。乾隆中后期，则增加到每年五六十艘，最多时达到七八十艘。在文化事业方面，康熙、雍正、乾隆三朝，牢固地树立了儒家思想为其统治思想，兴办学校，振兴教育，培植人才；为大力推进传统文化的进一步发展，还整理文化典籍。如乾隆时期，在乾隆皇帝主持下，由纪昀等数百人编修的《四库全书》，成为这一时代具有标志性的图书。

　　虽然经过清政府几任皇帝的励精图治，取得了"康雍乾"盛世的成绩，封建经济获得空前的发展，但何孝荣在其主编的《清史十五讲》中，也论及当时繁荣背后隐藏着一些危机。主要有四个方面：一是闭关锁国。这不仅阻碍了经济的发展，还束缚了人们的思想，失去了了解世界、采用西方科技的机会，使中国日渐落后。二是重农轻商。政府控制、限制工商业的发展，这对中国进入近代社会起到了消极作用。三是禁锢思想。清朝一代，思想禁锢前所未有。统治阶级大兴"文字狱"，议论时政或撰写史书，往往招致杀身之祸。于是，人们噤若寒蝉，思想上难以解放，更谈不上活跃，这对思想发展和社会进步极为不利。四是轻视科学。科举考试考的是四书五经，人们学习的只是程朱理学。自然科学被排斥在科举之外，被认为是奇技淫巧，不能登大雅之堂。而17～18世纪，西方自然科学迅速发展起来，为近代西方社会的工业革命提供了知识源泉。

王清任所生活的年代正处于人口显著增长的时期。乾隆后期，中国人口达到3亿。到了道光中期，全国人口竟超过4亿。人口多，加上土地兼并，粮食产量基本上达到了当时的极限，人均拥有粮食急剧减少。由于摄入不足，营养匮乏，人体抗病能力下降，给传染病的流行创造了条件。据宋正海主编的《中国古代重大自然灾害和异常年表总集》记载：自1809～1820年，史书记载的大疫有13次。其中，除1809年云南时疫、1811年夏江西"痘疫"，其余都未写明疫病特征。此书还记载了王清任行医所在地河北、山东，在1821年3～9月有28地县发生大疫。这对王清任的医学思想也产生了一定影响。由于当时对疫病的治疗效果欠佳，对疫病发生的机理未明，治疗上多半还是遵循宋代的《太平惠民和剂局方》为主。王清任根据针刺而治愈的病例所流尽是黑紫血，确认此种疫病的病机为"瘟毒烧炼"所致，并从瘟毒侵入人体的部位上，对霍乱的病机进行了探讨。他指出"瘟毒自口鼻入气管，由气管达于血管，将气血凝结，壅塞津门，水不得出，故上吐下泻"。于是，王清任自创解毒活血汤治疗霍乱，开启用解毒活血法治疗霍乱的先河。

二、生平纪略

　　根据河北玉田境内王氏后裔保存的三部《王清任世系族谱》记载，王氏原来祖居河北省迁安县。明代隆庆年间，因家乡遭灾，二世祖王佑，携三个儿子（大贤、大智、大成），从迁安徒步西行，赴京谋生。在路过玉田县华桥头村时，被学馆之馆主挽留下来，从事教学工作，从此落户玉田县，定居于还乡河畔的鸦鸿桥河东，并形成"三大门"，在玉田县内繁衍生息。长门，即大贤一门，共五支；二门，即大智一门，共二支；大成一门，为三门。王清任系王氏九世孙，属长门第五支。王清任是大贤一门的后代，其世系次序：大贤生五子，分别为正心、正身、正容、正名、正色；五子正色生一子凝机，凝机生四子：纶、绪、缙、绅；四子绅生三子：时雍、时肃、时济；长子时雍生四子：苤、芳、芷、芬；四子芬生二子：清任、清佐。因芳无子，过继清任为嗣。王清任系王氏九世孙，属长门第五支。

　　王清任在青少年时期曾经受过较好的文化教育，有过"武庠生"的身份。这虽然是个有名无实的小军官，但其受到的教育却为他后来行医奠定了重要的基础。按照清代的规定，武科教育，除外场技勇课（包括射箭、舞刀、掇石等项目）外，还要学习内场文化课（包括《四书》《武经》《百将传》等）；同时还要直接接受老师传授的与关节、穴位有关的擒拿术和外伤急救法。这实际上就是简单的针灸、外科、骨科、伤科、内科等实用医学知识。当时科场常用的外科方，已有七厘散、铁扇散、玉真散等。毋庸置疑，这对王清任后来业医的影响和启蒙作用，是相当重要的。

　　王清任的三世祖王大智（1562—1636），是明朝万历、天启年间的一位谦史，介操方正，为官清明，不畏豪强，严谨自律，一生共担任过 14 个大小不同的官职，最后官至太仆寺正卿翰林院提督，正三品，恩荣四世。

王清任的五世祖王凝机，曾是当地颇有造诣的医生，其留下的宝贵财富，对王氏家族业医也打下了重要基础。不难想象，在习武过程中，具有一定医学基础的王清任，继承祖业，进而选择医生职业，可谓顺理成章。这一时期，王清任攻读的中医典籍，有《内经》《难经》《伤寒论》《金匮要略》《本草纲目》《证治准绳》《普济方》《温疫论》《医宗金鉴》《济阴纲目》等大量中医名著。同时，还阅读儒道经史著作。王清任在 21 岁时，即乾隆五十四年（1789），正式开始行医生涯。他在本村开张的药铺，名为"正中堂"，寓意要做堂堂正正的中医。后来在北京开的药铺，叫"知一堂"，取"知道一点"和"知其要者，一言而终"的双重含义。王清任基于临床实践，逐步积累经验，在人体结构和活血逐瘀理法方药上持有独到见解，《医林改错》即是其业医生涯的浓缩。

实地解剖观察人体脏腑，在当时是颇为罕见的举动。王清任去滦州、走奉天、居京都期间，有机会进行人体解剖的实践。王清任在行医过程中，深感"业医诊病，当先明脏腑"的重要性。如他在《医林改错·脏腑记叙》中说道："著书不明脏腑，岂不是痴人说梦，治病不明脏腑，何异于盲子夜行！"在阅读古人有关人体脏腑的论述及所绘之图后，王清任认为"立言处处自相矛盾"。因此"尝有更正之心，而无脏腑可见……虽竭思区画，无如之何。十年之久，念不少忘"（《医林改错·脏腑记叙》）。王清任在 30 岁那年，到滦州稻地镇，正值当地传染病流行，小儿死亡者甚众。他在义冢处看到许多被犬咬过的破腹露脏的小儿尸体，"遂不避污秽，每日清晨，赴其义冢，就群儿之露脏者细视之。犬食之余，大约有肠胃者多，有心肝者少。互相参看，十人之内，看全不过三人；连视十日，大约看全不下三十余人"（《医林改错·脏腑记叙》）。此后，王清任还根据观察受刑处死者的内脏及向人请教所知，绘成"亲见改正脏腑图"，并于道光十年（1830）撰成《医林改错》两卷，书中具体论述了解剖中观察所见及相关认识。

王清任在医学上的主要贡献，是其在《医林改错》中记载的，基于气血理论和重视元气的思想，诊治各种病证的经验，以及创制的多首兼有补气、行气作用的活血化瘀方剂。王清任重视气血病机，强调"治病要诀，在明白气血"。他据此创制的活血逐瘀方剂，有补阳还五汤、血府逐瘀汤、膈下逐瘀汤、少腹逐瘀汤、癫狂梦醒汤等，成为调理气血的系列名方，至今有着广泛的用途和良好的疗效。王清任在所著《医林改错》中，撰有"半身不遂论叙""论抽风不是风""论痘非胎毒"等专篇，其中亦多有独到见解，对当今的临床诊疗也有借鉴意义。

王清任

著作简介

一、《医林改错》的内容 🦤

《医林改错》由上卷、下卷和附录组成，于清道光十年（1830），即王清任去世前一年，由京都隆福寺三槐堂雕刻成书而刊行于世。其后，被反复刻印，国内外皆有流传。从此书内容来看，是王清任一生学术研究和业医实践的总结。

上卷： 侧重于理论阐述，亦论及临床诊治。其具体内容依次为脏腑记叙、脑髓说、气血合脉说、心无血说、方叙、通窍活血汤所治之症目（包括加味止痛没药散、通气散等）、血府逐瘀汤所治之症目、膈下逐瘀汤所治之症目等。

下卷： 侧重于临床诊治，亦论及相关理论。其具体内容依次为半身不遂论叙、瘫痿论、瘟毒吐泻转筋说、论小儿抽风不是风、论痘非胎毒、少腹逐瘀汤说、怀胎说、痹症有瘀血说、辨方效经错之源 论血化为汗之误等。

附录： 蛊气论并治法、惊风论并治法。

二、《医林改错》的特点 🦤

王清任著述《医林改错》的目的，如其在该书"自叙"中所云："余著《医林改错》一书，非治病全书，乃记脏腑之书也。其中当尚有不实不尽之处，后人倘遇机会，亲见脏腑，精察增补，抑又幸矣！记脏腑后，兼记数症，不过示人以规矩，令人知外感内伤，伤人何物，有余不足，是何形状。"

（一）论述人体脏腑结构与形态

王清任在《医林改错·脏腑记叙》中，立足于解剖学的视角，对既往的脏腑、经络理论、脉诊，特别是有关脏腑形态结构的内容，提出全面的质疑和批判，涉及《内经》《难经》及王叔和、陈无择、袁淳甫、虞天民等各家所论。其对人体气血及相关病证的阐述，均未离解剖学视角。而且，对于活血逐瘀方剂的运用，也有比较明确的定位。如其所言，"余不论三焦者，无其事也。在外分头面四肢，周身血管；在内分膈膜上、下两段。膈膜以上，心肺咽喉，左右气门，其余之物，皆在膈膜以下"。其创立"通窍活血汤，治头面四肢周身血管血瘀之症；立血府逐瘀汤，治胸中血府血瘀之症；立膈下逐瘀汤，治肚腹血瘀之症"，等等。

《医林改错》所描述的人体脏腑结构形态，以及"亲见改正脏腑图"共25件，基本上源于王清任30年的解剖观察所见和个人体会。但其对人体脏腑结构形态的描述，特别是有关脏腑及人体器官生理功能的论述，既非前代中医典籍所记载，也并非来源于西医知识，是王清任基于个人观察和认识总结而成，其中还包括结合中医相关知识的某些论述。如对"气府""血府""卫总管""荣总管""脑髓"等结构形态观察和生理功能阐述等。

（二）对气血理论的阐发与运用

《医林改错·脏腑记叙》中，阐明"治病之要诀，在明白气血，无论外感内伤……所伤者无非气血"；在审查病机方面，主张"审气血之荣枯，辨经络之通滞"；认为导致血瘀的原因有气虚、血亏、寒凝、热扰、疫毒等。气血之中，尤其重视元气的作用，认为"元气足则有力，元气衰则无力，元气绝则死矣"。王清任对半身不遂、口眼歪斜、瘫痿、温毒、痹证等多种病证的治疗，体现了重视气血、重视元气的学术思想和遣方用药特点。

（三）创制活血逐瘀之系列方剂

《医林改错》载有处方33首，具有活血逐瘀作用的方剂有24首。所论诊治经验，皆源于自身临床诊疗实践，故后世运用上述方剂也颇多效验。其中，"上卷"所论通窍活血汤、血府逐瘀汤、膈下逐瘀汤、加味止痛没药散、通气散等主治病证及其临床经验，以及"下卷"所论半身不遂、瘟毒吐泻转筋、小儿抽风、痘病、难产、痹证等治法与方剂，是王清任一生相关实践的总结。其中，对于血瘀证和气虚血瘀证的诊治经验，具有重要的临床参考价值。

三、《医林改错》的影响

鉴于《医林改错》的上述内容及特点，此书刊行后，即"名噪京师，不胫而走"（光绪十年的《新修玉田县志》）。《医林改错》受到关注，还表现在此书的反复刊印上。据不完全统计，自清道光九年（1829）初刻，到清宣统三年（1911）的80年间，北京、沈阳、广州、南京、常熟、武汉等地的刻本约40种。清末至民国期间，《医林改错》的影印本、石刻本相继出现，并且有了比较清晰的铅印本。据不完全统计，这一时期内的刊印本在20种以上。1949年以来的版本，包括《医林改错》校注本，约20种。

四、《医林改错》的版本

《医林改错》初刻于清道光十年（1830），由位于京都（北京）隆福寺胡同的三槐堂书铺完成。成书次年，即清道光十一年（1831），王清任在京病故。据《医林改错》末篇，王清任与其胞侄王作砺谈医论道中所言"侄作砺来京，因闲谈问余，彼时是书业已刻成，故书于卷末以记之"推断，王清任生前看过这个刻本无疑。亦即，此本作为《医林改错》初刻本的地位是确定的。

从版本的内容变化和沿袭情况看，民国之前的版本基本是按原作的风貌出版的。其中，对个别字词有些勘误并进行句读。由于编校者参照的版本不同、各地传抄本中的讹误较多，故在一些版本中还出现了以讹传讹、由正变误的情况。民国之后，特别是 1949 年以来出版的各种版本，除运用善本对原著进行比较准确的校译、标点，重新划分段落、增加标题、改变版式外，还就文理、医理方面的某些问题有所改正和发挥。

根据从中国中医科学院图书馆检索到的最新资料，参考河北省玉田县县志办张忠勋先生集录、整理的目录，及 2000 ～ 2001 年王清任纪念馆收集的资料，推断《医林改错》正式刊行的版本大抵在 70 种。如：①清道光十年庚寅（1830）京都隆福寺三槐堂刻本；②清道光二十七年丁未（1847）金间书业德记刻本；③清咸丰元年辛亥（1851）潘永元堂刻本；④清同治三年甲子（1864）三让堂刻本；⑤清光绪五年己卯（1879）扫叶山房刻本；⑥清宣统元年己酉（1909）仁记书庄刻本；⑦1914 年上海锦章书局石印本；⑧1956 年上海卫生出版社铅印本；⑨1976 年人民卫生出版社铅印本（题为《医林改错评注》）等。此外，清宣统元年己酉（1909），河北玉田县宋家铺万顺堂刻本及相关资料，是首次被发现和披露的。

王清任

学术思想

一、学术渊源

（一）立足解剖视角，质疑传统理论

王清任在《医林改错·脏腑记叙》中，立足于解剖学的视角，对传统脏腑、经络理论、脉诊，特别是有关脏腑形态结构的内容，提出全面的质疑和批判，涉及《内经》《难经》，及王叔和、陈无择、袁淳甫、虞天民、金一龙等各家所论。其对人体气血及相关病证的阐述，均未离其解剖学视角。而且，对于活血逐瘀方剂的运用，也有特别比较明确的定位。如其所云："余不论三焦者，无其事也。在外分头面四肢，周身血管；在内分膈膜上、下两段。膈膜以上，心肺咽喉，左右气门，其余之物，皆在膈膜以下。"其创制通窍活血汤治头面四肢、周身血管血瘀之症；创制血府逐瘀汤，治胸中血府血瘀之症；创制膈下逐瘀汤，治肚腹血瘀之症，等等。此外，王清任对其以前的脏腑理论，以及历代对于多种病证的诊治理论，乃至中医历代有关"养胎"的学说等，均予以否定或持疑义。

（二）基于观察所见，描述人体脏腑

王清任在《医林改错》中，所描述的人体脏腑结构形态，以及绘制的"亲见改正脏腑图"共25件，基本上源于其30年的解剖观察所见和个人体会。但其对人体脏腑结构形态的描述，特别是有关脏腑及人体器官生理功能的论述，既非前代中医典籍所记载，也并非来源于西医知识，是王清任基于实际个人观察和认识总结而成，其中还包括结合中医相关知识的某些论述。如对"气府""血府""卫总管""荣总管""脑髓"等结构形态观察和生理功能阐述等。

1. 改正脏腑图说

王清任认为,"业医诊病,当先明脏腑""著书不明脏腑,岂不是痴人说梦,治病不明脏腑,何异于盲子夜行"(《医林改错·脏腑记叙》)。还指出"前人创著医书,脏腑错误,后人遵行立论,病本先失",故著书立说加以纠正。其在《医林改错·脏腑记叙》中,主要阐述了以下几个问题。

(1) 提出前人医书中有"脏腑错误"

王清任在《医林改错·脏腑记叙》中指出:"前人创著医书,脏腑错误,后人遵行立论,病本先失。病本既失,纵有绣虎雕龙之笔,裁云补月之能,病情与脏腑,绝不相符,此医道无全人之由来也。夫业医诊病,当先明脏腑。尝阅古人脏腑论及所绘之图,立言处处自相矛盾。"在王清任看来,前人所论脾胃皆有错误,并在其论中一一提出质疑。其曰:"如古人论脾胃,脾属土,土主静而不宜动,脾动则不安。既云脾动不安,何得下文又言脾闻声则动,动则磨胃化食,脾不动则食不化?论脾之动静,其错误如是。其论肺,虚如蜂窠,下无透窍,吸之则满,呼之则虚。既云下无透窍,何得又云肺中有二十四孔,行列分布,以行诸脏之气?论肺之孔窍,其错误又如是。其论肾,有两枚,即腰子。两肾为肾,中间动气为命门。既云中间动气为命门,何得又云左肾为肾、右肾为命门?两肾一体,如何两立其名,有何凭据?若以中间动气为命门,藏动气者,又何物也?其论肾错误又如是。其论肝,左右有两经,即血管,从两胁肋起,上贯头目,下由少腹环绕阴器,至足大指而止;既云肝左右有两经,何得又云肝居于左,左胁属肝?论肝分左右,其错误又如是。其论心,为君主之官,神明出焉。意藏于心,意是心之机,意之所专曰志,志之动变曰思,以思谋远曰虑,用虑处物曰智,五者皆藏于心。既藏于心,何得又云脾藏意智,肾主伎巧,肝主谋虑,胆主决断?据所论处处皆有灵机,究竟未说明生灵机者何物?藏灵机者何所?若用灵机,外有何神情?其论心如此含混。其论胃,主腐熟水谷。又云脾动磨胃化食，胃之上口名曰贲门，饮食入胃，精气从贲门上输于脾肺，宣播于诸脉。此段议论，无情无理。胃下口名曰幽门，即小肠上口；其论小肠，为受盛之官，化物出焉。言饮食入小肠，化粪下至阑门，即小肠下口，分别清浊，粪归大肠，自肛门出，水归膀胱为尿。如此论尿从粪中渗出，其气当臭。尝用童子小便，并问及自饮小便之人，只言味咸，其气不臭。再者，食与水合化为粪，粪必稀溏作泻，在鸡鸭无小便则可，在牛马有小便则不可，何况乎人？看小肠化食，水自阑门出一节，真是千古笑谈。其论心包络，细筋如丝，与心肺相连者，心包络也。又云心外黄脂是心包络。又云心下横膜之上，竖膜之下，黄脂是心包络。又云膻中有名无形者，乃心包络也。既云有名无形，何得又云手中指之经，乃是手厥阴心包络之经也？论心包络竟有如许之多，究竟心包络是何物？何能有如许之多耶！其论三焦，更为可笑。《灵枢》曰：手少阴三焦主乎上，足太阳三焦主乎下，已是两三焦也。《难经·三十一难》论三焦，上焦在胃之上，主内而不出：中焦在胃中脘，主腐熟水谷；下焦在脐下，主分别清浊。又云：三焦者，水谷之道路。此论三焦是有形之物。又云两肾中间动气，是三焦之本。此论三焦是无形之气。在《难经》一有形、一无形，又是两三焦。王叔和所谓有名无状之三焦者，盖由此也。至陈无择，以脐下脂膜为三焦；袁淳甫以人身著内一层，形色最赤者为三焦；虞天民指空腔子为三焦；金一龙有前三焦、后三焦之论。论三焦者，不可以指屈。有形无形，诸公尚无定准，何得云手无名指之经，是手少阳三焦之经也？其中有自相矛盾者，有后人议驳而未当者。总之，本源一错，万虑皆失。余尝有更正之心，而无脏腑可见，自恨著书不明脏腑，岂不是痴人说梦，治病不明脏腑，何异于盲子夜行！"以上即是王清任为医林"改错"之缘起，从中也可看出他对中医脏腑的认知视角。

（2）据解剖绘制《亲见改正脏腑图》

基于上述看法，王清任历时 40 余年，数次观察人体内脏，形成了对人体脏腑结构形态的认识，并将其绘制成图，附以文字说明。王清任在《医林改错·脏腑记叙》中说道："余于脏腑一事，访验四十二年，方得的确，绘成全图。"此处所谓"全图"，即王清任在解剖观察基础上，根据自己的认识，绘制的《亲见改正脏腑图》，共 25 件，现摘取部分脏腑图以说明：

左气门、右气门、心图：左气门、右气门两管，归中一管入心，由心左转出，横行，后接总管。心长在气管之下，非在肺管之下，肺叶上棱齐。

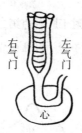

血府图：膈膜以上，满腔皆血，故名曰血府。膈膜以上，仅止肺、心左右气门，余无他物。其余皆膈膜以下物。人身膈膜是上下界。

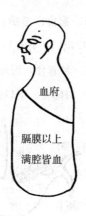

肺、胃管图：肺管至肺分两杈，入肺两叶，直贯到底，皆有节。肺内所存，皆轻浮白沫，如豆腐沫，有形无体。两大叶大面向背，小面向胸，上有四尖向胸，下一小片亦向胸。肺外皮实无透窍，亦无行气之二十四孔。

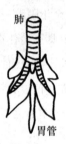

肝、胆图：肝四叶，胆附于肝右边第二叶。总提长于胃上，肝又长于总提之上。大面向上，后连于脊。肝体坚实，非肠、胃、膀胱可比，绝不能藏血。

胃、贲门、幽门、津门、遮食、总提、津管、胃管图：胃腑之体质，上口贲门，在胃上正中，下口幽门，亦在胃上偏右。幽门之左寸许名津门。胃内津门之左，有疙瘩如枣，名遮食。胃外津门之左，名总提，肝连于其上。胃在腹，是平铺卧长，上口向脊，下口向右，底向腹，连出水道。

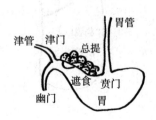

气府图：气府，俗名鸡冠油，下棱抱小肠。气府内，小肠外，乃存元气之所。元气化食，人身生命之源，全在于此。

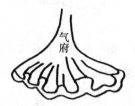

脾、珑管图：脾中有一管，体象玲珑，易于出水，故名珑管。脾之长短与胃相等。脾中间一管，即是珑管。另画珑管者，谓有出水道，令人易辨也。

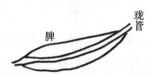

出水道、珑管图：中有珑管，水由珑管分流两边出水道，由出水道渗出，沁入膀胱为尿。出水道中有回血管，其余皆系水管。

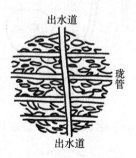

阑门、大肠、肛门图：大肠上口，即小肠下口，名曰阑门。大肠下口，即肛门。

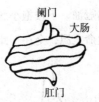

两肾（分别通卫总管）图：两肾凹处有气管两根，通卫总管。两傍肾体坚实，内无孔窍，绝不能藏精。

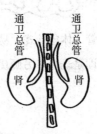

膀胱、溺孔、精孔、精道、通脊骨、通卫总管图：膀胱有下口，无上口。下口归玉茎，精道下孔亦归玉茎。精道，在妇女名子宫。

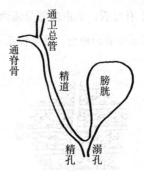

会厌、舌图：舌后白片，名曰会厌，乃遮盖左右气门、喉门之物。

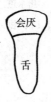

气管、血管、卫总管、荣总管、气府、血府、精管、两肾、两腿、两胳膊位置出入循行及相互关联（图）：图上有详细文字说明（略）。图下说明：古人言经络是血管，由每脏腑向外长两根，惟膀胱长四根。余亲见百余脏腑，并无向外长血管之形，故书于图后以记之。

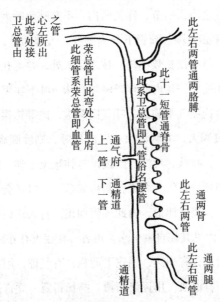

（3）论"出气入气与进饮食之道路"

王清任在书中展示"亲见改正脏腑图"之后，就人体之"出气入气与进饮食之道路"，在《医林改错·脏腑记叙》中，撰写"会厌、左气门、右气门、卫总管、荣总管、气府、血府记"，以及"津门、津管、遮食、总提、珑管、出水道记"两篇专论，阐述了他个人独特的认识，其中有些观点很值得思考。

①出气、入气之道路

王清任在"会厌、左气门、右气门、卫总管、荣总管、气府、血府记"中，重点论述了人体"出气、入气"之道路及相关问题。其曰："欲

知脏腑体质，先明出气、入气与进食之道路。古人谓舌根后名曰喉，喉者
候也，候气之出入，即肺管上口是也。喉之后名曰咽，咽者嚥也，嚥饮食
入胃，即胃管上口是也。谓咽以纳食，喉以纳气，为千古不易之定论。自
《灵》《素》至今，二千年来，无人知其错而改正者。如咽嚥饮食入胃，人
所共知，惟喉候气之出入一节，殊欠明白。不知肺两叶大面向背，上有四
尖向胸，下一小片亦向胸。肺管下分为两杈，入肺两叶，每杈分九中杈，
每中杈分九小杈，每小杈长数小枝，枝之尽头处，并无孔窍，其形仿佛麒
麟菜。肺外皮亦无孔窍，其内所存皆轻浮白沫。肺下实无透窍，亦无行气
之二十四孔。先贤论吸气则肺满，呼气则肺虚，此等错误，不必细辨。人
气向里吸，则肚腹满大，非肺满大；气向外呼，则肚腹虚小，非肺虚小。
出气、入气、吐痰、吐饮、唾津、流涎，与肺毫无干涉。肺管之后，胃管
之前，左右两边凹处，有气管两根，其粗如箸，上口在会厌之下，左曰左
气门，右曰右气门，痰饮津液，由此气管而出。古人误以咳嗽、喘急、哮
吼等症为肺病者，因见其症自胸中来。再者，临症查有外感，用发散而愈；
有燥痰，用清凉而愈；有积热，用攻下而愈；有气虚，用补中而愈；有阴
亏，用滋阴而愈；有瘀血，用逐瘀而愈。扬扬得意，立言著书，以为肺病
无疑。不知左气门、右气门两管，由肺管两傍下行至肺管前面半截处，归
并一根，如树两杈归一本，形粗如箸，下行入心，由心左转出，粗如笔管；
从心左后行，由肺管左边过肺入脊前，下行至尾骨，名曰卫总管，俗名腰
管。自腰以上，向腹长两管，粗如箸。上一管通气府，俗名鸡冠油，如倒
提鸡冠花之状。气府乃抱小肠之物，小肠在气府是横长。小肠外、气府内，
乃存元气之所。元气即火，火即元气，此火乃人生命之源。"

王清任进而指出："食由胃入小肠，全仗元气蒸化。元气足则食易化，
元气虚则食难化，此即向腹之上一管；下一管大约是通男子精道、女子之
子宫，独此一管，细心查看，未能查验的确，所以疑似，以俟后之业医者，

倘遇机会，细心查看再补。卫总管对背心两边有两管，粗如箸，向两肩长；对腰有两管，痛连两肾；腰下有两管，通两胯；腰上对脊正中有十一短管，连脊，此管皆行气、行津液。气足火旺，将津液煎稠，稠者名曰痰；气虚火衰，不能煎熬津液，津液必稀，稀者名曰饮。痰饮在管，总以管中之气上攻，上行过心，由肺管前气管中出左、右气门。痰饮、津涎本气管中物，古人何以误为肺中物，因不知肺管前有气管相连而长，止知痰饮津涎自胸中来，便疑为肺中物，总是未亲见脏腑之故。手握足步，头转身摇，用行舍藏，全凭此气。人气向里吸则气府满，气府满则肚腹大；气向外呼则气府虚，气府虚则肚腹小。卫总管，行气之府，其中无血。若血归气府，血必随气而出，上行则吐血、衄血；下行则溺血、便血。卫总管之前，相连而长，粗如箸，名曰荣总管，即血管，盛血，与卫总管长短相等。其内之血，由血府灌溉。血府即人胸下膈膜一片，其薄如纸，最为坚实，前长与心口凹处齐，从两胁至腰上，顺长如坡，前高后低，低处如池，池中存血，即精汁所化，名曰血府。精汁详"胃津门"条下。前所言会厌，即舌后之白片，乃遮盖左、右气门、喉门之物也。"（《医林改错·脏腑记叙》）

　　②饮食水液运化之道路

　　王清任在"津门、津管、遮食、总提、珑管、出水道记"中，重点阐述了饮食水液运化之道路。其曰："咽下胃之一物，在禽名曰嗉，在兽名曰肚，在人名曰胃。古人画胃图，上口在胃上，名曰贲门；下口在胃下，名曰幽门。言胃上下两门，不知胃是三门；画胃竖长，不知胃是横长；不但横长，在腹是平铺卧长。上口贲门向脊，下底向腹；下口幽门亦在胃上，偏右胁向脊。幽门之左寸许，另有一门，名曰津门。津门上有一管，名曰津管，是由胃出精汁水液之道路。津管一物，最难查看，因上有总提遮盖。总提名曰胰子，其体长于贲门之右，幽门之左，正盖津门。总提下前连气府，提小肠，后接提大肠；在胃上，后连肝，肝连脊。此是膈膜以下，总提连贯胃、肝、大小肠之体质。饮食入胃，食留于胃，精汁、水液先由津门流出，入津管。津管寸许外，分三杈。精汁清者，入髓府化髓；津汁浊者由上杈，卧则入血府，随血化血。其水液由下杈，从肝之中间穿过入脾。脾中间有一管，体象玲珑，名曰珑管。水液由珑管分流两边，入出水道。出水道形如鱼网，俗名网油。水液由出水道渗出，渗入膀胱，化而为尿。出水道出水一段，体查最难。自嘉庆二年看脏腑时，出水道有满水玲珰者，有无水玲珰者，于理不甚透彻。以后诊病，查看久病寿终之人，临时有多饮水者，有少饮水者，有不饮水者，故后其水仍然在腹，以此与前所看者参考，与出水道出水一节，虽然近理，仍不敢为定准。后以畜较之，遂喂遂杀之畜，网油满水玲珰；三四日不喂之畜，杀之无水玲珰，则知出水道出水无疑。前言饮食入胃，食留于胃，精汁、水液自津门流出；津门既孔如箸大，能向外流精汁、水液，稀粥岂不能流出？津门虽孔如箸大，其处胃体甚厚，四周靠挤缩小，所以水能出而食不能出。况胃之内，津门之左一分远，有一疙瘩，形如枣大，名曰遮食，乃挡食放水之物；待津汁、水液流尽，食方腐熟，渐入小肠，化而为粪。小肠何以化食为粪？小肠外有气府，气府抱小肠。小肠外、气府内乃存元气之所，元气化食。此处与前气府参看。化粪入大肠，自肛门出。此篇记精汁由胃出津门，生津生血；水液由珑管，出水道入膀胱为尿；食由胃入小肠，元气蒸化为粪之原委也。"

2. 脑髓说

王清任"脑髓说"的核心观点，是"灵机记性不在心在脑"。因而，认为人之两耳、两目、鼻皆通于脑；脑髓之灵机，有赖于气能"上转入脑髓"。若"脑髓中一时无气，不但无灵机，必死一时，一刻无气，必死一刻"。

（1）提出"灵机记性不在心在脑"

《医林改错·脑髓说》曰："灵机记性不在心在脑一段，本不当说，纵然能说，必不能行。欲不说，有许多病，人不知源，思至此，又不得不说。不但医书论病，言灵机发于心，即儒家谈道德，言性理，亦未有不言灵机在心者。因创始之人，不知心在胸中，所办何事。"王清任还提道"李时珍曰：脑为元神之府。金正希曰：人之记性皆在脑中。汪讱庵曰：今人每记忆往事，必闭目上瞪而思索之"，以证己说。

（2）提出"心乃气之出入道路"

王清任认为"心乃气之出入道路"。其曰："不知咽喉两傍，有气管两根，行至肺管前，归并一根，入心，由心左转出，过肺入脊，名曰卫总管，前通气府、精道，后通脊，上通两肩，中通两肾，下通两腿，此管乃存元气与津液之所。气之出入，由心所过，心乃出入气之道路，何能生灵机、贮记性？"

（3）论"灵机记性在脑"之原理

关于"灵机记性在脑"之原理，王清任分析说："灵机记性在脑者，因饮食生气血，长肌肉，精汁之清者，化而为髓，由脊骨上行入脑，名曰脑髓。盛脑髓者，名曰髓海。其上之骨，名曰天灵盖。两耳通脑，所听之声归于脑。脑气虚，脑缩小，脑气与耳窍之气不接，故耳虚聋；耳窍通脑之道路中，若有阻滞，故耳实聋。两目即脑汁所生，两目系如线，长于脑，所见之物归于脑。瞳仁白色是脑汁下注，名曰脑汁入目。鼻通于脑，所闻香臭归于脑。脑受风热，脑汁从鼻流出，涕浊气臭，名曰脑漏。"

王清任还以小儿与高年之人为例，说明"灵机记性在脑"。其曰："看小儿初生时，脑未全，囟门软，目不灵动，耳不知听，鼻不知闻，舌不言。至周岁，脑渐生，囟门渐长，耳稍知听，目稍有灵动，鼻微知香臭，舌能言一二字。至三四岁，脑髓渐满，囟门长全，耳能听，目有灵动，鼻知香臭，言语成句。所以小儿无记性者，脑髓未满；高年无记性者，脑髓渐空……脑髓中一时无气，不但无灵机，必死一时，一刻无气，必死一刻。"

王清任还以"痫症"为例，说明"脑髓无气"的病变。其曰："试看痫症，俗名羊羔风，即是元气一时不能上转入脑髓，抽时正是活人死脑袋。活人者腹中有气，四肢抽搐；死脑袋者，脑髓无气，耳聋，两眼天吊如死。有先喊一声而后抽者，因脑先无气，胸中气不知出入，暴向外出也。正抽时，胸中有辘辘之声者，因津液在气管，脑无灵机之气，使津液吐咽，津液逗留在气管，故有此声。抽后头痛昏睡者，气虽转入脑中，尚未足也。小儿久病后，元气虚抽风，大人暴得气厥，皆是脑中无气，故病人毫无知识。以此参考，岂不是灵机在脑之证据乎。"

3. 气血合脉说

王清任在《医林改错·气血合脉说》中，提出"气府""血府""卫总管""荣总管""左气门""右气门""津门""津管""气管""血管""总提""遮食""珑管""出水道"等概念的含义及结构与功能上的联系和共同作用。还就"气血合脉"及"古人论脉二十七字"等，论述了自己的看法。*

（1）论气府、血府、卫总管、荣总管

王清任首先阐明气府、血府、卫总管、荣总管的作用、形态、分布。其曰："气府存气，血府存血。卫总管由气府行周身之气，故名卫总管。荣总管由血府行周身之血，故名荣总管。卫总管体厚形粗，长在脊骨之前，与脊骨相连，散布头面四肢，近筋骨长，即周身气管。荣总管体薄形细，长在卫总管之前，与卫总管相连，散布头面四肢，近皮肉长，即周身血管。气在气府，有出有入。出入者，呼吸也。目视耳听，头转身摇，掌握足步，灵机使气之转动也。血自血府入荣总管，由荣总管灌入周身血管，渗于管外，长肌肉也。气管近筋骨生，内藏难见。血管近皮肉长，外露易见。气管行气，气行则动；血管盛血，静而不动。头面、四肢按之跳动者，皆是气管，并非血管。如两眉棱骨后凹处，俗名两太阳，是处肉少皮连骨，按之跳动，是通头面之气管。两足大趾次趾之端，是处肉少皮连骨，按之跳动，是通两足之气管。两手腕横纹高骨之上，是处肉少皮连骨，按之跳动，是连两手之气管。其管有粗有细，有直有曲。各人体质不同，胳膊肘下近手腕肉厚，气管外露者短；胳膊肘下近手腕肉薄，气管外露者长。如外感中人，风入气管，其管必粗，按之出肤。寒入气管，管中津液必凝，凝则阻塞其气，按之跳动必慢。火入气管，火气上炙，按之跳动必急。人壮邪气胜，管中气多，按之必实大有力。人弱正气衰，管中气少，按之必虚小无力。久病无生机之人，元气少，仅止上行头面两手，无气下行，故足面按之不动。若两手腕气管上，按之似有似无，或细小如丝，或指下微微乱动，或按之不动，忽然一跳，皆是气将绝之时。此段言人之气管，生平有粗细、曲直之不同。管有短长者，因手腕之肉有薄厚也。按之大小者，虚实也。跳动之急慢者，寒火之分也。"

（2）论"血府血瘀"证治

王清任还在《医林改错·气血合脉说》中，论及"血府血瘀"的特点。其曰："惟血府之血，瘀而不活，最难分别。后半日发烧，前半夜更甚，后半夜轻，前半日不烧，此是血府血瘀；血瘀之轻者，不分四段，惟日落前后烧两时，再轻者，或烧一时，此内烧兼身热而言；若午后身凉，发烧片刻，乃气虚参芪之症；若天明身不热，发烧止一阵，乃参附之症。不可混含从事。"

（3）论"脉""脉诊"及"血虚"

王清任对"脉"与"诊脉"的作用，有个人独特的看法。其曰："前所言，明明是脉，不言脉者，因前人不知有左气门、右气门、血府、气府、卫总管、荣总管、津门、津管、总提、遮食、珑管、出水道在腹是何体质，有何用处。论脏腑、包络，未定准是何物，论经络、三焦，未定准是何物，并不能指明经络是气管、血管。论脉理，首句便言脉为血府，百骸贯通；言脉是血管，气血在内流动，周而复始。若以流通而论，此处血真能向彼处流动，彼处当有空隙之地；有空隙之地则是血虚；无空隙之地，血流归于何处？古人并不知脉是气管，竟著出许多脉诀，立言虽多，论部位一一样，并无相同者。"又说："古人论脉二十七字，余不肯深说者，非谓古人无容足之地，恐后人对症无谈脉之言。诊脉断死生易，知病难。"

4. 论心无血而为"出入气之道路"

王清任认为"血是精汁入血府所化，心乃是出入气之道路，其中无血"。如《医林改错·心无血说》云："余友薛文煌，字郎斋，通州人，素知医。道光十年二月，因赴山东，来舍辞行。闲谈言及古人论生血之源，有言心生血，脾统血者，有言脾生血，心统血者，不知宗谁？余曰：皆不可宗。血是精汁入血府所化，心乃是出入气之道路，其中无血。郎斋曰：吾兄所言不实，诸物心皆有血，何独人心无血？余曰：弟指何物心有血？曰：古方有遂心丹治癫狂，用甘遂末，以猪心血和为丸，岂不是独心有血之凭据？余曰：此古人之错，非心内之血。因刀刺破其心，腔子内血流入于心。看不刺破之心，内并无血，余见多多。试看杀羊者，割其颈项，不刺心，心内亦无血。又曰：不刺心，何速之死？余曰：满腔血从刀口流，所以先流者速，继而周身血退还腔子，所以后流者迟。血尽气散，故死之速。如人斗殴破伤，流血过多，气散血亡，渐至抽风，古人立名曰破伤风，用散风药治死受伤者，凶手拟抵，治一个即是死两个。若明白气散血亡之义，即用黄芪半斤、党参四两，大补其气，救一人岂不是救两人。郎斋点首而别。"

（三）结合临床实践，论述气血证治

《医林改错》载有处方33首，具有活血逐瘀作用的方剂有24首。所论

诊治经验，皆源于自身临床诊疗实践。"上卷"论及通窍活血汤、血府逐瘀汤、膈下逐瘀汤等主治病证及其临床经验；"下卷"论及半身不遂、瘟毒吐泻转筋、小儿抽风、痘病、难产、痹证等治法与方剂。其中，对于血瘀证和气虚血瘀证的诊治经验，具有重要的临床参考价值。

（四）认可三部著作，以为医学之源

王清任在《医林改错》中，但凡提到的医家和著作，以质疑和批判者居多。但其中也从正面角度提到几位医家和几部著作。如指出三部著作为"医学之渊源"。其曰："查证有王肯堂《证治准绳》，查方有周定王朱橚《普济方》，查药有李时珍《本草纲目》，三书可谓医学之渊源。"又曰："可读可记，有国朝之《医宗金鉴》，理足方效，有吴又可《温疫论》。其余名家，虽未见脏腑，而攻伐补泻之方，效者不少。"（《医林改错·方叙》）王清任提到的几部著作确有学术价值，但未见史上其他医家称其为"医学之渊源"者。

二、学术特色

（一）论"业医诊病当先明脏腑"

王清任认为，古人书中所论脏腑多与实际解剖形态不符，"立言处处自相矛盾"，主张"业医诊病，当先明脏腑"。如《医林改错·脏腑记叙》云："余尝有更正之心，而无脏腑可见，自恨著书不明脏腑，岂不是痴人说梦，治病不明脏腑，何异于盲子夜行！"因此，在病死和行刑尸体以及动物身上进行解剖观察，绘制出脏腑图，特别是对心、肺、肝、胃、肾、气管、血管等脏器组织的描述较为详细，以图文结合形式阐述了脏腑解剖概念及生理功能，旨在纠正既往文献中有关脏腑解剖的某些认识。王清任论脏腑解剖时提到的不少概念，如会厌、左气门、右气门、卫总管、荣总管、气

府、血府、津门、津管、遮食、总提、珑管、出水道等，在其论述气血理论及具体病变时亦有体现。

仅以"气府""血府""卫总管""荣总管"为例，其言"气府乃抱小肠之物，小肠在气府是横长。小肠外、气府内，乃存元气之所""血府即人胸下膈膜一片，其薄如纸，最为坚实，前高后低，低处如池，池中存血，即精汁所化，名曰血府"。又曰："气府存气，血府存血。卫总管由气府行周身之气，故名卫总管。荣总管由血府行周身之血，故名荣总管。卫总管体厚形粗，长在脊骨之前，与脊骨相连，散布头面四肢，近筋骨长，即周身气管。荣总管体薄形细，长在卫总管之前，与卫总管相连，散布头面四肢，近皮肉长，即周身血管。""如外感中人，风入气管，其管必粗，按之出肤。寒入气管，管中津液必凝，凝则阻塞其气，按之跳动必慢。火入气管，火气上炙，按之跳动必急。"由上文可见，其某些解剖概念，既不同于西医，也非出自中医，而是有其独特的含义。

（二）论"灵机记性不在心在脑"

《医林改错·脑髓说》云："灵机记性不在心在脑一段，本不当说，纵然能说，必不能行。欲不说，有许多病，人不知源，思至此，又不得不说……不知咽喉两傍，有气管两根，行至肺管前，归并一根，入心，由心左转出，过肺入脊，名曰卫总管，前通气府、精道，后通脊，上通两肩，中通两肾，下通两腿，此管乃存元气与津液之所。气之出入，由心所过，心乃出入气之道路，何能生灵机、贮记性？灵机记性在脑者，因饮食生气血，长肌肉，精汁之清者，化而为髓，由脊骨上入脑，名曰脑髓。盛脑髓者，名曰髓海。其上之骨，名曰天灵盖。两耳通脑，所听之声归于脑……两目系如线，长于脑，所见之物归于脑。瞳仁白色是脑汁下注，名曰脑汁入目……鼻通于脑，所闻香臭归于脑。"以上王清任所论"灵机记性不在心在脑"，侧重于从解剖学视角而论。

王清任还以小儿发育和脑的病变为例，说明灵机记性在脑。如其云："看小儿初生时，脑未全，囟门软，目不灵动，耳不知听，鼻不知闻，舌不言。至周岁，脑渐生，囟门渐长，耳稍知听，目稍有灵动，鼻微知香臭，舌能言一二字。至三四岁，脑髓渐满，囟门长全，耳能听，目有灵动，鼻知香臭，言语成句。所以小儿无记性者，脑髓未满；高年无记性者，脑髓渐空。"此外，关于脑的病变，王清任谈到"脑气虚，脑髓小，脑气与耳窍之气不接，故耳虚聋；耳窍通脑之道路中，若有阻滞，故耳实聋……脑受风热，脑汁从鼻流出，涕浊气臭，名曰脑漏"，等等。王清任还指出，痫症"即是元气一时不能上转入脑髓"所致。又言"小儿久病后，元气虚抽风，大人暴得气厥，皆是脑中无气，故病人毫无知识"。(《医林改错·脑髓说》)

（三）论"治病之要诀在明白气血"

《医林改错·气血合脉说》云："治病之要诀，在明白气血，无论外感内伤，要知初病伤人何物，不能伤脏腑，不能伤筋骨，不能伤皮肉，所伤者无非气血。气有虚实，实者邪气实，虚者正气虚……血有亏瘀，血亏必有亏血之因，或因吐血、衄血，或溺血、便血，或破伤流血过多，或崩漏、产后伤血过多。若血瘀，有血瘀之症可查。"此概论气血异常是外感、内伤一切病变的基本病机。从《医林改错》全书内容来看，不仅在解剖学层面提出了"气府""血府"的概念，还尤为重视气虚、血瘀所致病证的诊治，创立了益气、活血、逐瘀系列方剂，并且记载了临床诊治有效的案例。

王清任在论述气虚时，特别强调元气的重要性，并指出元气虚衰的多种表现，以及补益元气在疾病预防方面的意义。如其论"半身不遂"时，即指出该病在发病前即有30几种元气虚衰的表现；发病后所见半身不遂、口眼歪斜、口角流涎、大便干燥、小便频数或遗尿不禁、语言蹇涩、口噤咬牙等，也皆是元气虚衰所致。故言"亏损元气是其本源"。其论多种病变导致"小儿半身不遂"时，也指出"皆是气不达于四肢"所致。其论"小儿抽风不是风"时，同样指出该病在发病前即有 20 余种气虚的表现。在分析抽风的临床表现时，多次提道"气虚不固肢体也""气虚不上升也""气虚不固津液也""气虚不归原也""气虚无疑"等。王清任在治疗半身不遂、瘟毒吐泻转筋、小儿抽风、痘疮、难产、瘫腿、脱肛、老年人溺时疼痛等病证时，所运用的补阳还五汤、可保立苏汤、止泻调中汤、保元化滞汤、助阳止痒汤、足卫和荣汤、黄芪桃红汤、黄芪赤风汤、黄芪防风汤、黄芪甘草汤等方中，分别用到黄芪、人参、党参、白术等补气药物。

关于血瘀所致病证的诊治，《医林改错》中的记载更为丰富。从活血逐瘀方剂"所治之症目"来看：通窍活血汤主治的头发脱落、眼疼白珠红、糟鼻子、耳聋年久、白癜风、紫癜风、紫印脸、青记脸如墨、牙疳、出气臭、妇女干劳、男子劳病、交节病作、小儿疳证；血府逐瘀汤主治的头痛、胸痛、胸不任物、胸任重物、天亮出汗、食自右胸下、心里热、瞀闷、急躁、夜睡梦多、呃逆、饮水即呛、不眠、小儿夜啼、心跳心忙、夜不安、肝气病、干呕、晚间发热；膈下逐瘀汤主治的积块、小儿痞块、痛不移处、卧则腹坠、肾泄、久泻等，皆与血瘀相关。此外，还有主治半身不遂的补阳还五汤，主治瘟毒吐泻转筋的解毒活血汤，主治痘疮的通经逐瘀汤、会厌逐瘀汤、助阳止痒汤，主治少腹积块疼痛的少腹逐瘀汤，主治血鼓的古下瘀血汤，主治痹证的身痛逐瘀汤等。

（四）创制活血逐瘀系列方剂

《医林改错》载有处方 33 首，具有活血、逐瘀作用的方剂有 24 首。现选择其中具有代表性并在后世多有应用的方剂介绍如下。

1. 代表方剂及主治病证

（1）通窍活血汤

组成：赤芍一钱，川芎一钱，桃仁三钱（研泥），红花三钱，老葱三根（切碎），鲜姜三钱（切碎），红枣七个（去核），麝香五厘（绢包）。

煎服：用黄酒半斤，将前七味煎一盅，去渣，将麝香入酒内，再煎两沸，临卧服。方内黄酒各处分量不同，宁可多二两，不可少；煎至一盅，酒亦无味，虽不能饮酒之人，亦可服。大人一连三晚，吃三付，隔一日再吃三付。若七八岁小儿，两晚吃一付；三两岁小儿，三晚吃一付。麝香可煎三次，再换新的。关于方内麝香，王清任特别指出："市井易于作假，一钱真，可合一两假，人又不能辨。此方麝香最要紧，多费数文，必买好的方妥，若买当门子更佳。"（《医林改错·方叙》）

方歌：通窍全凭好麝香，桃红大枣老葱姜，川芎黄酒赤芍药，表里通经第一方。

应用：王清任以通窍活血汤治疗头发脱落、眼疼白珠红、糟鼻子、耳聋年久、白癜风、紫癜风、紫印脸、青记脸如墨、牙疳、出气臭、妇女干劳、男子劳病、交节病作、小儿疳证等。

头发脱落 "伤寒温病后头发脱落，各医书皆言伤血，不知皮里肉外，血瘀阻塞血路，新血不能养发，故发脱落。无病脱发，亦是血瘀。用药三付，发不脱，十付必长新发。"（《医林改错·方叙》）

眼疼白珠红 "眼疼白珠红，俗名暴发火眼。血为火烧，凝于目珠，故白珠红色。无论有云翳、无云翳，先将此药吃一付，后吃加味止痛没药散，一日二付，三两日必痊愈。"（《医林改错·方叙》）

糟鼻子 "色红是血瘀，无论三二十年，此方服三付可见效，二三十付可痊愈，舍此之外，并无验方。"（《医林改错·方叙》）

耳聋年久 "耳孔内小管通脑，管外有瘀血靠挤，管闭，故耳聋。晚服此方，早服通气散，一日两付，三二十年耳聋可愈。"（《医林改错·方叙》）

白癜风 "血瘀于皮里，服三五付可不散漫再长，三十付可痊。"（《医林改错·方叙》）

紫癜风 "血瘀于肤里，治法照白癜风，无不应手取效。"（《医林改

错·方叙》）

紫印脸 "脸如打伤血印，色紫成片，或满脸皆紫，皆血瘀所致。如三五年，十付可愈；若十余年，三二十付必愈。"（《医林改错·方叙》）

青记脸如墨 "血瘀症，长于天庭者多，三十付可愈。"（《医林改错·方叙》）

牙疳 "牙者，骨之余；养牙者，血也。伤寒、瘟疫、痘疹、痞块，皆能烧血，血瘀牙床紫，血死牙床黑，血死牙脱，人岂能活？再用凉药凝血，是促其死也。遇此症，将此药晚服一付，早服血府逐瘀汤一付，白日煎黄芪八钱，徐徐服之，一日服完。一日三付，三日可见效，十日大见效，一月可痊愈。纵然牙脱五七个，不穿腮者，皆可活。"（《医林改错·方叙》）

出气臭 "血府血瘀，血管血必瘀，气管与血管相连，出气安得不臭？即风从花里过来香之义。晚服此方，早服血府逐瘀汤，三五日必效。无论何病，闻出臭气，照此法治。"（《医林改错·方叙》）

妇女干劳 妇女有"经血三四月不见，或五六月不见，咳嗽急喘，饮食减少，四肢无力，午后发烧，至晚尤甚，将此方吃五付，或六付，至重者九付，未有不痊愈者"（《医林改错·方叙》）。

男子劳病 "初病四肢酸软无力，渐渐肌肉消瘦，饮食减少，面色黄白，咳嗽吐沫，心烦急躁，午后潮热，天亮汗多""查外无表症，内无里症，所见之症，皆是血瘀之症。常治此症，轻者九付可愈，重者十八付可愈。吃三付后，如果气弱，每日煎黄芪八钱，徐徐服之，一日服完，此攻补兼施之法。若气不甚弱，黄芪不必用，以待病去，元气自复。"（《医林改错·方叙》）

交节并作 "无论何病，交节病作，乃是瘀血。何以知其是瘀血？每见因血结吐血者，交节亦发，故知之。服三付不发。"（《医林改错·方叙》）

小儿疳证 "疳病初起，尿如米泔，午后潮热，日久青筋暴露，肚大坚硬，面色青黄，肌肉消瘦，皮毛憔悴，眼睛发眬。""后遇此症，细心审查，午后潮热，至晚尤甚，乃瘀血也。青筋暴露，非筋也，现于皮肤者，血管也，血管青者，内有瘀血也。至肚大坚硬成块，皆血瘀凝结而成。用通窍活血汤，以通血管；用血府逐瘀汤，去午后潮热；用膈下逐瘀汤，消化积块。三方轮服，未有不愈者。"(《医林改错·方叙》)

　　如上所述，王清任将通窍活血汤用于治疗头发脱落、眼疼白珠红、糟鼻子、耳聋年久、白癜风、紫癜风、紫印脸、青记脸如墨、牙疳、出气臭、妇女干劳、男子劳病、交节病作、小儿疳证等。虽然这些病的症状各不相同，但外在多有皮肤颜色改变的现象，共同特点是头面、四肢、皮肤、周身血管血瘀。方中以赤芍、川芎、桃仁、红花活血行血，葱、姜通阳，麝香开窍，黄酒通络助药力，佐以大枣缓和诸药之性，全方共奏通络开窍、活血行血之功效。

　　（2）血府逐瘀汤

　　组成：当归三钱，生地三钱，桃仁四钱，红花三钱，枳壳二钱，赤芍二钱，柴胡一钱，甘草二钱，桔梗一钱半，川芎一钱半，牛膝三钱。

　　煎服：水煎服。

　　方歌：血府当归生地桃，红花甘草壳赤芍，柴胡芎桔牛膝等，血化下行不作劳。

　　应用：王清任以血府逐瘀汤方主治头痛、胸痛、胸不任物、胸任重物、天亮出汗、食自胸右下、心里热（名曰灯笼病）、瞀闷、急躁、夜睡梦多、呃逆（俗名打咯忒）、饮水即呛、不眠、小儿夜啼、心跳心忙、夜不安、肝气病、干呕、晚发一阵热。

　　头痛　"头痛有外感，必有发热恶寒之表症，发散可愈；有积热，必舌干、口渴，用承气可愈；有气虚，必似痛非痛，用参芪可愈。查患头疼者，无表症，无里症，无气虚、痰饮等症，忽犯忽好，百方不效，用此方一剂

而愈。"(《医林改错·方叙》)

胸痛 "胸疼在前面，用木金散可愈；后通背亦疼，用瓜蒌薤白白酒汤可愈；在伤寒，用瓜蒌、陷胸、柴胡等，皆可愈。有忽然胸疼，前方皆不应，用此方一付，疼立止。"(《医林改错·方叙》)

胸不任物 王清任云："江西巡抚阿霖公，年七十四，夜卧露胸可睡，盖一层布压则不能睡，已经七年。召余诊之，此方五付痊愈。"(《医林改错·方叙》)

胸任重物 "一女二十二岁，夜卧令仆妇坐于胸方睡，已经二年。余亦用此方，三付而愈。"(《医林改错·方叙》)

天亮出汗 "醒后出汗，名曰自汗。因出汗醒，名曰盗汗，盗散人之气血。此是千古不易之定论。竟有用补气、固表、滋阴、降火，服之不效，而反加重者，不知血瘀亦令人自汗、盗汗，用血府逐瘀汤，一两付而汗止。"(《医林改错·方叙》)

食自胸右下 "食自胃管而下，宜从正中。食入咽，有从胸右边咽下者。胃管在肺管之后，仍由肺叶之下转入肺前，由肺下至肺前，出膈膜入腹。肺管正中，血府有瘀血，将胃管挤靠于右。轻则易治，无碍饮食也；重则难治，挤靠胃管，弯而细，有碍饮食也。此方可效，痊愈难。"(《医林改错·方叙》)

心里热 "身外凉，心里热，故名灯笼病，内有血瘀。认为虚热，愈补愈瘀；认为实火，愈凉愈凝。三两付血活热退。"(《医林改错·方叙》)

瞀闷 "即小事不能开展，即是血瘀，三付可好。"(《医林改错·方叙》)

急躁 "平素和平，有病急躁，是血瘀，一二付必好。"(《医林改错·方叙》)

夜睡梦多 "夜睡梦多，是血瘀，此方一两付痊愈。外无良方。"(《医林改错·方叙》)

呃逆（俗名打咯忒） "因血府血瘀，将通左气门、右气门归并心上一根气管从外挤严，吸气不能下行，随上出，故呃气。若血瘀甚，气管闭塞，出入之气不通，闷绝而死。""无论伤寒、瘟疫、杂症，一见呃逆，速用此方，无论轻重，一付即效。此余之心法也。"（《医林改错·方叙》）

饮水即呛 "饮水即呛，乃会厌有血滞，用此方极效。"（《医林改错·方叙》）

不眠 "夜不能睡，用安神养血药治之不效者，此方若神。"（《医林改错·方叙》）

小儿夜啼 "何得白日不啼，夜啼者，血瘀也。此方一两付痊愈。"（《医林改错·方叙》）

心跳心忙 "心跳心忙，用归脾、安神等方不效，用此方百发百中。"（《医林改错·方叙》）

夜不安 "夜不安者，将卧则起，坐未稳又欲睡，一夜无宁刻，重者满床乱滚，此血府血瘀。此方服十余付，可除根。"（《医林改错·方叙》）

肝气病 "无故爱生气，是血府血瘀，不可以气治。此方应手效。"（《医林改错·方叙》）

干呕 "无他症，惟干呕、血瘀之症。用此方化血，而呕立止。"（《医林改错·方叙》）

晚发一阵热 "每晚内热，兼皮肤热一时，此方一付可愈，重者两付。"（《医林改错·方叙》）

综上所述，血府逐瘀汤用于治疗血瘀所致头痛、胸痛、胸不任物、胸任重物、天亮出汗、食自胸右下、心里热、瞀闷、急躁、夜睡梦多、呃逆、饮水即呛、不眠、小儿夜啼、心跳心忙、夜不安、肝气病、干呕、晚发一阵热等。血府逐瘀汤是王清任创制活血方剂中应用最广泛的一首，用于治疗19种血府血瘀证。血府逐瘀汤是由四逆散合用桃红四物汤加味而成。方中用桃仁、红花、赤芍、川芎活血化瘀，配伍当归、生地养血活血，瘀血去而不伤血。气行则血行，以柴胡、枳壳行气理气。牛膝活血逐瘀，通经引血下行，桔梗载药上行，一上一下，确保气机畅达，甘草通百脉而缓急。此方是活血逐瘀、行气止痛的代表方剂。

（3）膈下逐瘀汤

组成：五灵脂二钱（炒），当归三钱，川芎三钱，桃仁三钱（研泥），丹皮二钱，赤芍二钱，乌药二钱，元胡一钱，甘草三钱，香附钱半，红花三钱，枳壳钱半。

煎服：水煎服。

方歌：膈下逐瘀桃牡丹，赤芍乌药元胡甘，归芎灵脂红花壳，香附开郁血亦安。

应用：王清任以膈下逐瘀汤方，主治积块、小儿痞块、痛不移处、卧则腹坠、肾泄、久泻等。

积块 "积块日久，饮食仍然如故，自然不在肠胃之内，必在肠胃之外。肠胃之外，无论何处，皆有气血。气有气管，血有血管。气无形不能结块，结块者，必有形之血也。血受寒，则凝结成块，血受热，则煎熬成块。竖血管凝结，则成竖条，横血管凝结，则成横条，横竖血管皆凝结，必接连成片，片凝日久，厚而成块。既是血块，当发烧，要知血府血瘀必发烧。血府，血之根本，瘀则殒命。肚腹血瘀，不发烧。肚腹，血之稍末，虽瘀不致伤生。无论积聚成块，在左肋、右肋、脐左、脐右、脐上、脐下，或按之跳动，皆以此方治之，无不应手取效。病轻者少服，病重者多服，总是病去药止，不可多服。倘病人气弱，不任克消，原方加党参三五钱皆可，不必拘泥。"（《医林改错·方叙》）

小儿痞块 "小儿痞块，肚大青筋，始终总是血瘀为患。此方与前通窍活血汤、血府逐瘀汤，三方轮转服之，月余，未有不成功者。"（《医林改

错·方叙》)

痛不移处 "凡肚腹疼痛，总不移动，是血瘀。用此方治极效。"（《医林改错·方叙》）

卧则腹坠 "病人夜卧，腹中似有物，左卧向左边坠，右卧向右边坠，此是内有血瘀。以此方为主，有杂症，兼以他药。"（《医林改错·方叙》）

肾泄 "五更天泄三两次，古人名曰肾泄。言是肾虚，用二神丸、四神丸等药，治之不效，常有三五年不愈者。病不知源，是难事也。不知总提上有瘀血，卧则将津门挡严，水不能由津门出，由幽门入小肠，与粪合成一处，粪稀溏，故清晨泻三五次。用此方逐总提上之瘀血，血活津门无挡，水出泻止，三五付可痊愈。"（《医林改错·方叙》）

久泻 "泻肚日久，百方不效，是总提瘀血过多，亦用此方。"（《医林改错·方叙》）

综上所述，膈下逐瘀汤主要用于治疗积块、小儿痞块、痛不移处、卧则腹坠、肾泄、久泻等。此方是王清任针对膈膜以下、上腹部积块而设。积块的形成多是因气血运行不畅而形成瘀血，久则凝结成块。方中赤芍、川芎、当归、桃仁、红花活血化瘀，五灵脂破血逐瘀，丹皮清热凉血；配伍枳壳、香附、乌药、元胡行气止痛，以助活血之力，甘草调和诸药。膈下逐瘀汤以活血药配伍行气药为主，逐瘀破结力量较强，意在消除各种积块。

（4）少腹逐瘀汤

组成：小茴香七粒（炒），干姜二分（炒），元胡一钱，没药二钱（研），当归二钱，川芎二钱，官桂一钱，赤芍二钱，蒲黄三钱（生），五灵脂二钱（炒）。

煎服：水煎服。

方歌：少腹茴香与炒姜，元胡灵脂没芎当，蒲黄官桂赤芍药，种子安胎第一方。

应用：王清任以少腹逐瘀汤方主治少腹积块疼痛、不孕症、多次小产。

少腹积块疼痛 "此方治少腹积块疼痛，或有积块不疼痛，或疼痛而无积块，或小腹胀满，或经血见时，先腰酸少腹胀，或经血一月见三五次，接连不断，断而又来，其色或暗、或黑、或块、或崩漏，兼少腹疼痛，或粉红兼白带，皆能治之，效不可尽述。"(《医林改错·少腹逐瘀汤说》)

不孕症 "更出奇者，此方种子如神，每经初见之日吃起，一连吃五付，不过四月，必存胎。"其举例云："道光癸未年，直隶布政司素纳公，年六十，因无子甚忧，商之于余。余曰：此事易耳。至六月，令其如君服此方，每月五付，至九月怀孕，至次年甲申六月二十二日生少君，今七岁矣。"(《医林改错·少腹逐瘀汤说》)

多次小产 "此方更有险而不险之妙。孕妇体壮气足，饮食不减，并无伤损，三个月前后，无故小产，常有连伤数胎者。医书颇多，仍然议论滋阴养血、健脾养胃、安胎保胎，效方甚少。不知子宫内，先有瘀血占其地，胎至三月，再长，其内无容身之地，胎病靠挤，血不能入胎胞，从旁流而下，故先见血。血既不入胞胎，胎无血养，故小产。如曾经三月前后小产，或连伤三五胎，今又怀胎，至两个月前后，将此方服三五付，或七八付，将子宫内瘀血化净，小儿身长有容身之地，断不致再小产。若已经小产，将此方服三五付，以后存胎，可保无事。"(《医林改错·少腹逐瘀汤说》)

综上所述，正如王清任所言，"此方去疾、种子、安胎，尽善尽美，真良善方也"(《医林改错·少腹逐瘀汤说》)。方中小茴香、干姜、官桂温经散寒，通达下焦；元胡、没药行气散瘀，消肿止痛；蒲黄、五灵脂活血祛瘀，散结止痛；当归、川芎、赤芍养血活血，散瘀调经。少腹逐瘀汤，主要用于治疗瘀血所致少腹积块疼痛，并具有种子、安胎之功效。

（5）身痛逐瘀汤

组成：秦艽一钱，川芎二钱，桃仁三钱，红花三钱，甘草二钱，羌活一钱，没药二钱，当归三钱，灵脂二钱（炒），香附一钱，牛膝三钱，地龙二钱（去土）。

加减："若微热，加苍术、黄柏；若虚弱，量加黄芪一二两。"（《医林改错·痹症有瘀血说》）

方歌：身痛逐瘀膝地龙，羌秦香附草归芎，黄芪苍柏量加减，要紧五灵桃没红。

应用：王清任以身痛逐瘀汤方主治诸种痹证，诸如肩痛、臂痛、腰痛、腿痛，或周身疼痛，等等。

痹证 "凡肩痛、臂痛、腰疼、腿疼，或周身疼痛，总名曰痹症。明知受风寒，用温热发散药不愈，明知有湿热，用利湿降火药无功，久而肌肉消瘦，议论阴亏，遂用滋阴药，又不效。至此便云：病在皮脉，易于为功，病在筋骨，实难见效。因不思风寒湿热入皮肤，何处作痛。入于气管，痛必流走；入于血管，痛不移处。如论虚弱，是因病而致虚，非因虚而致病。总滋阴，外受之邪，归于何处？总逐风寒、去湿热，已凝之血，更不能活。如水遇风寒，凝结成冰，冰成风寒已散。明此义，治痹症何难。古方颇多，如古方治之不效，用身痛逐瘀汤。"（《医林改错·痹症有瘀血说》）

王清任认为痹证用温热发散药不愈，用祛湿降火药无功，用滋阴药无效，是因为风寒湿热入于血脉，是血液凝滞，瘀阻经脉骨节所致，故提出以逐瘀活血、通经活络之法治疗痹证，拟身痛逐瘀汤，将活血化瘀与祛风除湿药物结合使用。方中羌活、秦艽祛风除湿，桃仁、红花、当归、川芎活血祛瘀，没药、五灵脂、香附行气活血止痛，牛膝、地龙逐瘀活血，通经络而利关节，甘草调和诸药。全方具有活血祛瘀、祛风湿活络、通经止痛之功。

（6）通经逐瘀汤

组成：桃仁八钱（研），红花四钱，赤芍三钱，穿山甲四钱（炒），皂角刺六钱，连翘三钱（去心），地龙三钱（去心），柴胡一钱，麝香三厘（绢包）。

煎服：水煎服。

方歌：通经甲皂麝香龙，逐瘀赤芍桃与红，连翘柴胡毒可解，便干微用大黄攻。

应用：王清任以通经逐瘀汤方，主治痘疮夹斑疹等病证。

痘疹 "此方无论痘形攒簇，蒙头覆釜，周身细碎成片，或夹疹夹斑，浮衣水泡。其色或紫、或暗、或黑，其症或干呕、烦躁、昼夜不眠，逆形逆症，皆是瘀血凝滞于血管，并宜用此方治之。"（《医林改错·论痘非胎毒》）

王清任认为，痘疮发病是血管内之血中浊气，遇天行瘟毒，自口鼻而入，达于血管，促使血管中浊气与血自毛孔而出。痘疮之病情发展顺逆，在于感受邪气的轻重和治疗是否得当。治疗时必须"辨明瘟毒轻重，血之通滞，气之虚实"，立通经逐瘀汤抢救逆痘。方中连翘、柴胡解毒，透邪外出；麝香、穿山甲、地龙、皂角刺通络逐瘀；赤芍、桃仁、红花活血化瘀。全方解毒活血，力保逆痘回转。

（7）会厌逐瘀汤

组成：桃仁五钱（炒），红花五钱，甘草三钱，桔梗三钱，生地四钱，当归二钱，玄参一钱，柴胡一钱，枳壳二钱，赤芍二钱。

煎服：水煎服。

方歌：会厌逐瘀是病源，桃红甘桔地归玄，柴胡枳壳赤芍药，水呛血凝可立痊。

应用：王清任以会厌逐瘀汤，治痘后饮水即呛。

痘后饮水即呛　治"痘后五六天后，饮水即呛"（《医林改错·论痘非胎毒》）。王清任指出，出痘五六天，多出现饮水呛的症状。此症并非不治之症。饮水呛主要缘于瘟毒烧炼会厌，血凝于此，不能盖住气门，故饮水时渗入其中即引起呛咳。方中桃仁、红花、赤芍活血化瘀，生地、当归养血活血，枳壳、柴胡调畅气机，桔梗载药上行，直达会厌之处，玄参解毒利咽，甘草调和诸药。

（8）补阳还五汤

组成：黄芪四两（生），归尾二钱，赤芍钱半，地龙一钱（去土），川芎一钱，桃仁一钱，红花一钱。

煎服：水煎服。

方歌：补阳还五赤芍芎，归尾通经佐地龙，四两黄芪为主药，血中瘀滞用桃红。

应用：王清任以补阳还五汤治疗半身不遂。

半身不遂　王清任认为，半身不遂的根本原因为元气亏虚，故设立补阳还五汤，补气和活血有机结合，尤其重用黄芪以补元气，配合当归、赤芍、川芎、桃仁、红花活血化瘀，地龙逐瘀通络。全方有补气活血、通络逐瘀之效。

（9）解毒活血汤

组成：连翘二钱，葛根二钱，柴胡三钱，当归二钱，生地五钱，赤芍三钱，桃仁八钱（研），红花五钱，枳壳一钱，甘草二钱。

煎服：水煎服。

方歌：解毒活血连翘桃，红花归壳葛赤芍，柴胡甘草同生地，吐泻良方用水熬。

应用：王清任用解毒活血汤，治疗瘟毒初起吐泻之证。

瘟毒吐泻转筋初起　"瘟毒自口鼻入气管，由气管达于血管，将气血凝结，壅塞津门，水不得出，故上吐下泻。"王清任认为，瘟毒烧炼血液，壅塞气血通路，导致血液瘀阻，故治疗瘟毒当以清热解毒、活血凉血为先。方中将清热解毒与活血化瘀法合用，以连翘、甘草清热解毒，葛根、柴胡祛邪达表，当归、生地凉血活血，赤芍、桃仁、红花活血祛瘀，配伍枳壳行气理气。全方祛邪解毒以治疫，活血凉血以安内。

（10）古开骨散

组成：当归一两，川芎五钱，龟板八钱，血余一团（烧灰），加黄芪四两（生）。

煎服：水煎服。

应用：古开骨散"治难产"（《医林改错·怀胎说》）。王清任用此方时重加黄芪。《医林改错·怀胎说》云："古人原有开骨散，服之有效者，有不效者，其方总论活血开骨，不重用力劳乏。"而王清任"每用开骨散，重加黄芪，不过一时胎即下"。

（11）古没竭散

组成：没药三钱，血竭三钱。

煎服：为末，滚水调服。

应用：古没竭散"治胎衣不下"（《医林改错·怀胎说》）。王清任用此方，以分量加倍而取效。《医林改错·怀胎说》云："至胎衣不下，古人原有没竭散，始而用之，有效与不效。"据王清任所言，"继而加倍用之，胎衣立下"，还特别指出"药味要紧，分两更要紧"。

（12）黄芪桃红汤

组成：黄芪八钱（生），桃仁三钱（研），红花二钱。

煎服：水煎服。

应用：黄芪桃红汤"治产后抽风，两目天吊，口角流涎，项背反张，昏沉不省人事"（《医林改错·怀胎说》）。

（13）古下瘀血汤

组成： 桃仁八钱，大黄五分，䗪虫三个，甘遂五分（为末冲服，或八分）。

煎服： 水煎服，与前膈下逐瘀汤轮流服之，方妥。

应用： 古下瘀血汤"治血鼓……血鼓腹皮上有青筋，是血鼓腹大"（《医林改错·怀胎说》）。

（14）助阳止痒汤

组成： 黄芪一两，桃仁二钱（研），红花二钱，皂角刺一钱，赤芍一钱，穿山甲一钱（炒）。

煎服： 水煎服。

方歌： 助阳止痒芪桃红，皂刺赤芍山甲同，声哑失音同一治，表虚因里气不行。

应用： 助阳止痒汤"治痘六七日后，作痒不止，抓破无血，兼治失音声哑……此方治痘后六七日，作痒甚者，抓破无血。不是治初出痘一二日作痒之方"（《医林改错·论痘疹非胎毒》）。

（15）足卫和荣汤

组成： 黄芪一两，甘草二钱，白术二钱，党参三钱，白芍二钱，当归一钱，枣仁二钱，桃仁一钱五分（研），红花一钱五分。

煎服： 水煎服。

方歌： 足卫和荣芪草术，参芍归枣桃红扶，抽风风字前人误，服此还阳命可苏。

应用： 足卫和荣汤"治痘后抽风，两眼天吊，项背反张，口噤不开，口流涎沫，昏沉不省人事，周身溃烂，脓水直流，皆治之……此方专治痘后抽风及周身溃烂。若因伤寒、瘟疫、杂症疾久，气虚抽风，抽风门另有专方"（《医林改错·论痘疹非胎毒》）。

（16）急救回阳汤

组成：党参八钱，附子八钱（大片），干姜四钱，白术四钱，甘草三钱，桃仁二钱（研），红花二钱。

煎服：水煎服。

方歌：急救回阳参附姜，温中术草桃红方，见真胆雄能夺命，虽有桃红气无伤。

应用：据《医林改错·瘟毒吐泻转筋说》记载："若吐泻一见转筋身凉，非此方不可。莫畏病人大渴饮冷不敢用。"

（17）癫狂梦醒汤

组成：桃仁八钱，柴胡三钱，香附二钱，木通三钱，赤芍三钱，半夏二钱，腹皮三钱，青皮二钱，陈皮三钱，桑皮三钱，苏子四钱（研），甘草五钱。

煎服：水煎服。

方歌：癫狂梦醒桃仁功，香附青柴半木通，陈腹赤桑苏子炒，倍加甘草缓其中。

应用：癫狂梦醒汤主治癫狂，"哭笑不休，詈骂歌唱，不避亲疏，许多恶态，乃气血凝滞，脑气与脏腑气不接，如同作梦一样"（《医林改错·痹症有瘀血说》）。

（18）龙马自来丹

组成：马前子八两，地龙八条（去土，焙干，为末），香油一斤。

煎服：将香油入锅内熬滚，入马前子炸之，待马前子微有响爆之声，拿一个用刀切两半，看其内以紫红色为度，研为细末，再入前地龙末，和匀，面糊为丸，绿豆大。每付吃三四分，临卧服，盐水送。若五六岁小儿，服二分，红糖水送。如不为丸，面子亦可服。如吃斋人，去地龙亦可。

应用：龙马自来丹"治痫症，俗名羊羔风"（《医林改错·痹症有瘀血说》)。

加减:"治痫症……每晚先服黄芪赤风汤一付,临卧服丸药一付,吃一月后,不必服汤药,净吃丸药,久而自愈。愈后将丸药再吃一二年,可保除根。"(《医林改错·痹症有瘀血说》)

（19）黄芪赤风汤

组成: 黄芪二两（生），赤芍一钱,防风一钱。

煎服: 水煎服,小儿减半。治瘫腿,多用一分；服后以腿自动为准,不可再多。

应用: 黄芪赤风汤治"瘫腿",又"治诸疮、诸病,或因病虚弱,服之皆效。无病服之,不生疾病……此方治诸病皆效者,能使周身之气通而不滞,血活而不瘀,气通血活,何患疾病不除"(《医林改错·痹症有瘀血说》)。

（20）硇砂丸

组成: 硇砂二钱（研细），皂角子一百个,干醋一斤。

煎服: 前二味入醋内,浸三日,入砂锅内熬之,将干,将锅底硇砂拌于皂子上,候干,以微火焙干,或以炉台上炕之。每晚嚼五粒或八粒,一日早晚或吃两次。以滚白水送。然干则皂子过硬,为末服亦可。

应用: 硇砂丸"治瘰疬鼠疮,满项满胸,破烂流脓,无不应手取效"(《医林改错·痹症有瘀血说》)。

（21）刺猬皮散

组成: 刺猬皮一个。

煎服: 瓦上焙干为末,黄酒调,早服。实在效,真难吃。

应用: 刺猬皮散"治遗精,梦而后遗,不梦而遗,虚实皆效"(《医林改错·怀胎说》)。

（22）止泻调中汤

组成： 黄芪八钱，党参三钱，甘草二钱，白术二钱，当归二钱，白芍二钱，川芎一钱，红花三钱，附子一钱（制），良姜五分，官桂五分（去粗皮）。

煎服： 水煎服。

方歌： 止泻调中参草芪，术归芍药芎红随，附子良姜桂少用，气虚泄泻总相宜。

应用： 止泻调中汤"治痘六七日后，泄泻不止，或十余日后泄泻，皆治之……此方指痘六七天后泄泻而言，痘后抽风兼泄泻者，亦效。不是初出痘泄泻之方"（《医林改错·论痘疹非胎毒》）。

（23）加味止痛没药散

组成： 没药三钱，血竭三钱，大黄二钱，朴硝二钱，石决明三钱（煅）。

煎服： 为末，分四付，早晚清茶调服，眼科外症，千古一方。

应用： 加味止痛没药散"治初起眼疼、白珠红，后起云翳"（《医林改错·方叙》）。

（24）通气散

组成： 柴胡一两，香附一两，川芎五钱。

煎服： 为末，早晚开水冲服三钱。

应用： 通气散"治耳聋不闻雷声"（《医林改错·方叙》）。

2. 活血逐瘀方剂用药分析

王清任治疗血瘀证，在组方配伍方面，以"少用则活，多用则破"为原则，用药贵在精准，切中病机。《医林改错》中，王清任自创活血逐瘀方剂 24 首，共用活血逐瘀药 16 种，按使用频率依次排列：桃仁、红花、当归、赤芍、川芎、没药、五灵脂、穿山甲、大黄、牛膝、血竭、丹皮、延胡索、蒲黄、乳香、土鳖虫。其中，桃仁、红花两味使用次数最多，其次为当归、赤芍、川芎，这些是王清任活血化瘀法的基本药物。红花、当归、川芎，辛香质轻上行，善于养血活血；桃仁、赤芍质重性重下达，善于活血破癥。王清任运用上述方剂时，根据具体病证之病因病机立法，组方配伍。如活血止痛，配伍蒲黄、五灵脂、元胡、乳香、没药；通经活血，配伍皂刺、山甲、地龙；散寒活血，配伍干姜、炮姜、小茴香、肉桂、乌药；清热凉血活血，配伍大黄、丹皮；清热解毒，配伍连翘、柴胡，等等。

3. 针对血瘀部位立法处方用药

王清任运用活血化瘀法，以瘀血停着部位为着眼点给予针对性治疗，善用不同引经药，引诸药直达病所。《医林改错》中共有 8 首活血逐瘀类方，均是针对不同部位的瘀血而命名和使用。例如：

根据"胸痛""胸不任物""心跳心忙"等症状，确定瘀血停着在胸中血府，故治以血府逐瘀汤。方中取柴胡、桔梗载药直达胸中，疏达气机，配枳壳、牛膝，一升一降，一气一血，使气机调畅，血运正常。根据胁下"积块""痛不移处""卧则腹坠"等症状，确定为血瘀在膈下，治以膈下逐瘀汤。若瘀血在胁、腹部，以香附、乌药疏肝理气，顺气降逆，开胸利膈。根据"头发脱落""眼疼白珠红""糟鼻子""耳聋年久""白癜风""紫癜风""紫印脸""青记脸如墨"等，判定血瘀在头面，治以通窍活血汤。对于瘀血在头面诸窍者，取老葱、鲜姜、黄酒辛散通窍之功，载诸药上达头面、颠顶、孔窍。若瘀血在会厌部位，则用会厌逐瘀汤，以桔梗、玄参载药上行，清润会厌。根据"少腹积块疼痛"，或"少腹胀满"，及月经不调、崩漏兼少腹疼痛等症状，判断血瘀在少腹，治以少腹逐瘀汤。瘀在少腹，以小茴香引经，当归、川芎配干姜、肉桂，引药下行，直趋下元，温经散寒。瘀在血管，治以通经逐瘀汤，以穿山甲、皂角刺、地龙、麝香等动物入药，性专行散，取其善于走窜、无所不至的特性，以通利血管经络。王清任运用活血逐瘀法，能够明辨病位，灵活运用引经药，使药力更加集中，直接作用于瘀血停着的部位，故取得显著的疗效。

4.针对病证之病机而论治

王清任在临床诊治过程中，并非凡病皆单纯使用活血逐瘀法，而是针对具体病证的病因病机而论治，在其立法组方用药上均有体现。例如：

王清任以解毒活血汤治疗瘟毒吐泻转筋，言"瘟毒自口鼻入气管，由气管达于血管，将气血凝结，壅塞津门，水不得出，故上吐下泻……以解毒活血汤治之，活其血，解其毒，未有不一药而愈者"（《医林改错·瘟毒吐泻转筋说》）。解毒活血汤，以活血化瘀为主，辅以连翘一味，以清热解毒消瘟。

王清任以身痛逐瘀汤治疗血瘀痹证，指出"总逐风寒、去湿热，已凝之血，更不能活。如水遇风寒，凝结成冰，冰成风寒已散。明此义，治痹症何难"（《医林改错·痹症有瘀血说》）。方中以秦艽、羌活祛风邪，用桃仁、红花、当归、川芎等活血逐瘀，祛风与活血并用，但活血药用量大于祛风药，血行以促风灭，风祛以助血行。身痛逐瘀汤治疗痹证日久，肢体关节疼痛、酸楚、麻木、重着、活动障碍等，疗效颇佳，是以活血逐瘀辅以祛风除湿以治疗痹证顽疾。

王清任还将化痰法与活血化瘀法有机结合，创制癫狂梦醒汤治疗癫狂。其云："癫狂一症，哭笑不休，詈骂歌唱，不避亲疏，许多恶态，乃气血凝滞，脑气与脏腑气不接，如同作梦一样。"（《医林改错·痹症有瘀血说》）认为气郁则血行不畅，气机不畅则痰生，气、痰、瘀交阻即可发为癫狂，治当解郁、祛瘀、化痰三者兼施。故癫狂梦醒汤以活血化瘀配合化痰解郁法，方中柴胡、香附、青皮疏肝解郁，半夏、陈皮、苏子理气化痰，以桃仁、赤芍活血化瘀。现代以来，多以此方加减，用于治疗老年性痴呆、失眠、精神分裂症、癔病等。

  少腹逐瘀汤是针对寒凝血瘀而创制的温经活血逐瘀方剂，主治寒邪客于胞脉，气血冲任失调，瘀血内阻胞宫，引起少腹疼痛，月经不调，不孕症等。《医林改错·少腹逐瘀说》云：“此方治少腹积块疼痛，或有积块不疼痛，或疼痛而无积块，或小腹胀满，或经血见时，先腰酸少腹胀，或经血一月见三五次，接连不断，断而又来，其色或紫、或黑、或块、或崩漏兼少腹疼痛，或粉红兼白带，皆能治之，效不可尽述。”方中将温经散寒与活血化瘀法结合使用，赤芍、川芎、蒲黄、当归、五灵脂活血化瘀，小茴香、干姜、延胡索、官桂等辛温药物温经散寒止痛。

  如上所述，王清任基于气血理论及临床经验，总结和阐述气虚、血瘀的证候特点与病因病机，根据益气、活血、逐瘀法，创立益气、活血、逐瘀系列方剂，诊治相关疑难病证，丰富了中医学有关气虚、血瘀的辨证论治理论。

王清任

临证经验

一、半身不遂 🦩

（一）中风诊治回顾

《内经》称之为偏枯，在病因病机方面，认识到营卫气衰则气血不足，腠理空虚，此时风邪乘虚外袭，中风以后则产生偏枯。如《灵枢·刺节真邪》云："虚邪偏客于身半，其入深，内居营卫，营卫稍衰则真气去，邪气独留，发为偏枯。"本病与正气虚衰，血瘀积于头部有关。如《素问·生气通天论》云："阳气者，大怒则形气绝，而血菀于上，使人薄厥。"《素问·调经论》云："血之与气，并走于上，则为大厥；厥则暴死，气复返则生，不返则死。"此外，还认识到本病的发生与体质、饮食有密切的关系。如《素问·通评虚实论》曾明确指出："……仆击，偏枯……肥贵人则膏粱之疾也。"

在《内经》理论指导下，历代医家对中风的病因和治法做了进一步的探讨和发挥，大体可划分为两个阶段。唐宋以前，以"外风"学说为主，多从"内虚邪中"立论。如东汉张仲景认为，此病属"络脉空虚"，风邪中人而发病，并以邪中深浅、病情轻重而分为中经、中络、中脏、中腑之不同证候。如《金匮要略·中风历节病脉证并治》"邪在于络，肌肤不仁；邪在于经，即重不胜；邪入于腑，即不识人；邪入于脏，舌即难言，口吐涎"。在治疗上，主要以疏风散邪、扶助正气为法。唐宋以后，特别是金元时期，突出以"内风"立论，这是中风病因学说的一大转折。如刘完素认为病因属热，言"风本生于热，以热为本，以风为标"，力主"心火暴盛"。在《素问玄机原病式·火类》云："中风瘫痪者……由于将息失宜，而心火暴甚，肾水虚衰不能制之，则阴虚阳实，而热气怫郁，心神昏冒，筋骨不用，而卒倒无所知也。"李东垣认为属"正气自虚"。《医学发明·中风有三》云："故中风者，非外来之风邪，乃本气自病也。凡人年逾四旬，气衰之际，或因忧喜怒伤其气者，多有此疾。"朱丹溪认为与"湿痰生热"密切相关。在《丹溪心法·论中风》中提出："东南之人，有中风者，非风也，皆湿土生痰，痰生热，热生风也。"其后，明代张景岳认为本病与外风无关，而倡导"非风"之说，并提出"内伤积损"的病机。《景岳全书·非风》云："非风一症，即时人所谓中风症也。此症多见卒倒，卒倒多由昏愦，本皆内伤积损颓败而然，原非外感风寒所致。"至清代叶天士，明确以"内风"立论。如《临证指南医案·中风》，文中进一步阐明了"精血衰耗，水不涵木……肝阳偏亢，内风寸起"的发病机理，并提出滋液息风、补阴潜阳，以及开闭、固脱等法。

综上所述，《内经》已认识到，中风是正气虚衰，邪气外袭，肝阳上亢，阴阳阻隔，血瘀积于头部所致，诱因与饮食不节、暴怒伤肝有关。唐宋医家根据本病发病突然，与自然界风邪来去不定相似，以"外风"学说为主，多从"内虚邪中"立论。唐宋以后，才以内风立论，论病机以热、痰、虚、火为主。

（二）中风病机质疑

《医林改错·半身不遂论叙》云："惟半身不遂一症，古之著书者，虽有四百余家，于半身不遂立论者，仅止数人，数人中，并无一人说明病之本源，病不知源，立方安得无错？余少年遇此症，始遵《灵枢》《素问》、仲景之论，治之无功。继遵河间、东垣、丹溪之论，投药罔效。辗转踌躇，几至束手。伏思张仲景论伤寒，吴又可著温疫，皆独出心裁，并未引古经一语。"

"总不思古人立方之本，效与不效，原有两途。其方效者，必是亲治其症，屡验之方；其不效者，多半病由议论，方从揣度。以议论揣度，定论立方，如何能明病之本源。"

"半身不遂，病本一体，诸家立论，竟不相同。始而《灵枢经》曰：虚邪偏客于身半，其入深者，内居荣卫，荣卫衰，则真气去，邪气独留，发为偏枯。偏枯者，半身不遂也。《素问》曰：风中五脏六腑之俞，所中则为偏风。张仲景曰：夫风之为病，当令人半身不遂。三书立论，本源皆专主于风。至刘河间出世，见古人方论无功，另出手眼，云：中风者，非肝木之风内动，亦非外中于风，良由将息失宜，内火暴甚，水枯莫制，心神昏昧，卒倒无所知。其论专主于火。李东垣见河间方论矛盾，又另立论曰：中风者，气虚而风邪中之，病在四旬以后，壮盛稀有，肥白气虚者间亦有之。论中有中腑、中脏、中血脉、中经络之分，立法以本气虚外受风邪，是其本也。朱丹溪见东垣方症不符，又分途立论，言西北气寒有中风，东南气湿非真中风，皆因气血先虚，湿生痰，痰生热，热生风也。其论专至于痰，湿痰是其本也。王安道见丹溪论中有东南气湿非中风一句，便云《灵枢》《素问》，仲景所言是真中风，河间、东垣、丹溪所言是类中风。虞天民言：王安道分真中风、类中风之说，亦未全是。四方病此者，尽因气湿痰火夹风而作，何尝见有真中、类中之分？"

"或曰：半身不遂，古人风火湿痰之论，诸家层次议驳，有证据可凭呼？余曰：即以仲景《伤寒论》中风篇云，中风则令人头疼身痛，发热恶寒，干呕自汗。《金匮要略》论伤风，则令人鼻塞喷嚏，咳嗽声重，鼻流清涕？今请问何等风，何等中法，令人头疼身痛，发热恶寒，干呕自汗？何等风，何等中法，则令人鼻塞喷嚏，咳嗽声重，鼻流清涕？何等风，何等中法，则令人半身不遂？半身不遂若果是风，风之中人，必有皮肤入经络，亦必有由表入里之症可查。尝治此症，初得时并无发热恶寒，头疼身痛，目痛鼻干，寒热往来之表症。既无表症，则知半身不遂，非风邪所中。再者，众人风火湿痰之论立说更为含混。如果是风火湿痰，无论由外中，由内发，必归经络。经络所藏者，无非气血。气血为风火湿痰阻滞，必有疼痛之症。有疼痛之症，乃是身痛之痹症，非是半身不遂。半身不遂，无疼痛之症。余平生治之最多，从未见因身痛痹症而得半身不遂者，由此思之，又非风火湿痰所中。"

"或曰：半身不遂，既然无风，如何口眼歪斜？余曰：古人立歪斜之名，总是临症不细心审查之故。"

（三）半身不遂的关键病机

王清任提出，元气亏损是导致中风病半身不遂的关键。如《医林改错·半身不遂论叙》云："或曰：君言半身不遂，元气亏损，是其本源。"指出全身元气亏损五成以上，才能导致半身不遂的发生，并阐明发生的机理。其曰："夫元气藏于气管之内，分布周身，左右各得其半。人行坐动转，全仗元气。若元气足，则有力；元气衰，则无力；元气绝，则死矣。若十分元气，亏二成，剩八成，每半身仍有四成，则无病。若亏五成，剩五成，每半身只剩二成半，此时虽未病半身不遂，已有气亏之症，因不疼不痒，人自不觉。若元气一亏，经络自然空虚，有空虚之隙，难免其气向一边归并。如右半身二成半，归并于左，则右半身无气；左半身二成半，归并于右，则左半身无气，无气则不能动，不能动，名曰半身不遂。"

王清任通过临床观察和分析，指出半身不遂并非因为跌仆，而是因为气亏。其曰："如睡时气之归并，人不能知觉，不过是醒则不能翻身；惟睡醒时气之归并，自觉受病之半身，向不病之半身流动，比水流波浪之声尤甚；坐时归并，身必歪倒；行走时归并，半身无气，所以跌仆。人便云因跌仆得半身不遂，实因气亏得半身不遂，以致跌仆。"

（四）半身不遂兼证辨析

王清任还立足气虚，分析伴随中风所致半身不遂，出现的口眼歪斜、口角流涎、大便干燥、小便频数、遗尿不禁、语言蹇涩、口噤等症状。

1. 辨口眼歪斜

首先，王清任认为，气虚是导致口眼歪斜的原因。其曰："口眼歪斜，并非歪斜，因受病之半脸无气，无气则半脸缩小，一眼无气力，不能圆睁，小眼角下抽，口半边无气力，不能开，嘴角上抽，上下相凑，乍看似歪斜，其实并非左右之歪斜。"（《医林改错·半身不遂论叙》）其次，王清任在分析口眼歪斜的原因之后，还就口眼歪斜与半身不遂并非处于同一侧的机制进行探讨。他认为导致此现象的原因是人体经脉左右交叉使然。其曰："尝治此症，凡病左半身不遂者，歪斜多半在右；病右半身不遂者，歪斜多半在左。此理令人不解，又无书籍可考，何者？人左半身经络上头面从右行，右半身经络上头面从左行，有左右交互之义。"

2. 辨口角流涎非痰饮

中风后遗症，可经常见到口角流涎。王清任通过临床观察得出结论，认为口角流涎是气虚而非痰饮。其曰："或曰：口角所流非痰饮乎？余曰：尝治此症，见所流尽是清水，并非稠痰。明明气虚不固津液。"并举小儿和老人气虚时出现的流涎症状作为比较，来说明口角流涎是气虚无疑。其曰："试看小儿气不足时，流涎者十有八九，高年人气衰时，流涎者十有二三。再以他症互相参看，流涎者属气虚无疑。"

3. 辨大便干燥非风非火

王清任指出，半身不遂兼见大便干燥，并非风火所致，而是气虚所致。其曰："或曰患半身不遂，兼大便干燥，古人名曰风燥，言其病有风、有火，有是理乎？余曰：若是风火，用散风清火润燥攻下药，大便一行，风散火清，自当不燥。尝见治此症者，误用下药，下后干燥更甚。总不思平素出大恭时，并非大恭顺谷道自流，乃用气力催大恭下行。既得半身不遂之后，无气力使手足动，无气力使舌言，如何有气力到下部催大恭下行。以此推之，非风火也，乃无气力催大恭下行。大恭在大肠，日久不行，自干燥也。"

4. 辨小便频数、遗尿不禁

王清任指出，半身不遂后出现的小便频数属于遗尿，病机属于气虚不固。其曰："若半身不遂，兼小便频数，遗尿不禁，绝无玉茎疼痛之苦，此是气虚不固提也。"

5. 辨语言蹇涩非痰火

关于语言蹇涩的机制，王清任也认为是气虚所致。其曰："舌中原有两管，内通脑气，即气管也，以容气之往来，使舌动转能言。"如《医林改错·辨语言蹇涩非痰火》云："说话不真，古名语言蹇涩。前人论舌之本有痰有火，此理想来不错？余曰：非痰火也。""今半身无气，已不能动，舌亦半边无气，亦不能全动，故说话不真。"书中还以小儿和老年人因气虚而说话不清为例，说明语言蹇涩是由于气虚的缘故。其曰："试看小儿气不足不能行走时，高年人气衰时，说话俱不真，是其证也。"

6. 辨口噤、咬牙

王清任指出，中风半身不遂可能伴见口噤，但绝不会出现咬牙。其曰："问曰：既无风火，如何口噤咬牙？余曰：口噤自是口噤，咬牙自是咬牙，古人以口噤、咬牙混成一症，何临症粗心之甚！口噤是虚，咬牙是实。口噤是牙紧不开，咬牙是叩齿有声。在伤寒、瘟疫、杂症、妇科，有虚症口噤者，有实症咬牙者。独半身不遂，有口噤，绝无咬牙，亦有口噤太甚，下牙里收，其声如锉，似咬牙，实非咬牙，亦虚症也。如无半身不遂，又无他症相兼，忽然口噤不开，乃风邪阻滞经络，气不上达之所致，用疏通经络之剂而即愈。"

（五）提示中风先兆

王清任通过长期的临床实践，总结出中风病未发生半身不遂之前，常常会出现一些症状，提醒患者和医家予以重视。如《医林改错·半身不遂论叙》云："有云偶尔一阵头晕者，有头无故一阵发沉者，有耳内无故一阵风响者，有耳内无故一阵蝉鸣者，有下眼皮常跳动者，有一只眼渐渐小者，有无故一阵眼睛发直者，有眼前常见旋风者，有常向鼻中攒冷气者，有上嘴唇一阵跳动者，有上下嘴唇相凑发紧者，有睡卧流涎沫者，有平素聪明忽然无记性者，有忽然说话少头无尾、语无伦次者，有无故一阵气喘者，有一手长战者，有两手长战者，有手无名指每日有一时屈而不伸者，有手大指无故自动者，有胳膊无故发麻者，有腿无故发麻者，有肌肉无故跳动者，有手指甲缝一阵阵出冷气者，有脚指甲缝一阵阵出冷气者，有两腿膝缝出冷气者，有脚孤拐骨一阵发软、向外棱倒者，有腿无故抽筋者，有行走两腿如拌蒜者，有心口一阵气堵者，有心口一阵发空、气不接者，有心口一阵发忙者，有头项无故一阵发直者，有睡卧自觉身子沉者。"王清任认为，以上所述中风前各种表现，"皆是元气渐亏之症"。他还指出上述症状"因不痛不痒，无寒无热，无碍饮食起居，人最易于疏忽"。

（六）补阳还五汤论

王清任针对半身不遂的病机，创立了益气活血的补阳还五汤。根据《医林改错·瘫痿》记载，此方主治半身不遂，口眼歪斜，语言謇涩，口角流涎，大便干燥，小便频数，遗尿不禁。方由生黄芪四两、归尾二钱、赤芍一钱半、地龙一钱、川芎一钱、桃仁一钱、红花一钱所组成。从方药组成来看，本方是以补气活血通络为功。所列主治病证，也大都是由于气虚血瘀所致。

中医学认为，气为血之帅，血为气之母，气具有推动血液在血脉中运行的作用。由于素体气虚，或因情志、劳伤过度耗散气血，导致气虚不能推动血液在血脉中运行，以致脉络瘀阻，肌肉筋脉失荣，故半身不遂，口眼歪斜；心开窍于舌，肺主气，心主血，气虚无力推动血脉运行，血液瘀滞，舌体失荣，则语言蹇涩；气具有固摄和气化的作用，由于气虚无力固摄，气化失常，则口角流涎，小便频数或遗尿不禁。方中重用生黄芪四两为君，大补脾胃之元气，使元气恢复推动、气化、固摄的作用；当归尾三钱为臣药，归尾与归身相比，长于活血，且活血而不伤血；佐以赤芍、川芎、红花、桃仁，助归尾活血祛瘀；配以地龙，性善走窜，长于通经活络。七药合方，大剂补气之中配以活血通络之品，使元气大振，鼓动血行，则气虚得补，经络得通，半身不遂等自愈。

王清任在补阳还五汤方后，列举了加减用法。如"初得半身不遂，依本方加防风一钱，服四五剂后去之"。考防风辛温，气味俱升，可引诸行气活血药向上向外，但其药性偏温，易于耗散阴血，故不宜长期使用。所以，王清任主张在服用四五剂之后去之。针对患者和某些医家，认为生黄芪甘温滋腻，易于助湿生痰，妨碍脾胃的运化和气血的运行，不敢大量运用黄芪的情况，王清任主张应考虑患者和医生的想法，灵活用药，逐渐加量。"如患者先有入耳之言，畏惧黄芪，只得迁就人情，用一二两以后渐加至四两，至微效时，日服两剂，岂不是八两，两剂服五六日，每日仍服一剂。"针对部分医家认为本病是心火暴甚所致，因使用寒凉药而伤害人体阳气，王清任主张在方中加用附子补火助阳。其曰："如已病三两个月，前医遵古方用寒凉药过多，加附子四钱。"针对一些医家认为本病是风邪入中，在治疗过程中使用祛风药过多，而风药性燥，易耗伤气血，其又主张加用党参补气养血。"如用散风药过多，加党参四五钱。若未服，则不必加。"王清任在盛赞此方神奇的同时，也实事求是地指出了本方的局限性。其曰："此法虽良善之方，然病久气太亏，肩膀脱落二三指缝，胳膊曲而搬不直，脚孤拐骨向外倒，哑不能言一字，皆不能愈之症。虽不能愈，常服可保病不加重。"服药后，半身不遂症状得以缓解。王清任认为，虽然症状缓解，但体内气血并未完全归于平和，主张应该间断服药，防止转为他病，他提出

"若服此方愈后，药不可断，或隔三五日吃一付，或七八日吃一付，不吃恐将来得气厥之症"。

（七）类似病证鉴别

1. 小儿半身不遂

中风病半身不遂，多发生于成年人。但王清任通过临床观察发现，许多儿童也会发生继发于他病的半身不遂，其原因是元气不能达于四肢。如《医林改错·半身不遂论叙》云："小儿亦有半身不遂者？余曰：小儿自周岁至童年皆有，突然患此症者少，多半有由伤寒、瘟疫、痘疹、吐泻等症，病后元气渐亏，面色清白，渐渐手足不动，甚至手足筋挛，周身如泥塑，皆是气不达于四肢。"

2. 半身不遂与痿证、痹证

由于半身不遂后活动不便，易和痿证相混淆，或是不通而痛，易被误诊为痹证。由于中风后的半身不遂，除左半身或右半身活动不便外，也有部分病例会发生下半身瘫痪。因此，王清任以"瘫痿论"提示医家注意三者的区别。他首先指出，半身不遂的原因是元气亏虚导致气血归并于半身，而另一半身无气血滋养。《医林改错·瘫痿论》云："或曰：元气归并左右，病半身不遂，有归并上下之症乎？余曰：元气亏五成，下剩五成，周流一身，必见气亏诸态。若忽然归并于上半身，不能行于下，则病两腿瘫痿。"

王清任还指出，"奈古人论痿症之源，因足阳胃胃经湿热上蒸于肺，肺热叶焦，皮毛憔悴，发为痿症"。又曰："余论以清凉攻下之药，治湿热腿疼痹症则可，治痿症则不相宜。"此外，还指出痹证和痿证的区别在于有无疼痛。其曰："岂知痹症疼痛日久，能令腿瘫，瘫后仍然腿疼。痿症是忽然两腿不动，始终无疼痛之苦。倘标本不清，虚实混淆，岂不遗祸后人。"

3. 口噤咬牙

王清任在《医林改错·辨口噤咬牙》中，明确指出口噤属虚证，咬牙属实证，从临床症状上对两者进行了区别。其曰："或曰：既无风火，如何口噤咬牙？余曰：口噤自是口噤，咬牙自是咬牙，古人以口噤、咬牙混为一症，何临症粗心之甚？口噤是虚，咬牙是实。口噤是牙紧不开，咬牙是叩齿有声。"又曰："在伤寒、瘟疫、杂症、妇科，有虚证口噤者，有实证咬牙者。独半身不遂，有口噤，绝无咬牙。"还指出，口噤较重，亦会出现咬牙之假象。其曰："亦有口噤太甚，下牙里收，其声如锉，似咬牙，实非咬牙，亦虚症也。"对于单纯的口噤不开，不伴有其他兼症者，王清任认为属风邪阻滞经络所致，可用疏通之剂进行治疗。其曰："如无半身不遂，又无他症相兼，忽然口噤不开，乃风邪阻滞经络，气不上达之所致，用疏通经络之剂而即愈。"

二、口眼歪斜

王清任在阐述"半身不遂"之病机时，论及仅见口眼歪斜的病因病机。认为仅见口眼歪斜是风邪阻滞经络所致，可用通经络、散风邪之方剂进行治疗。其曰："口眼歪斜，尽属半脸无气乎？余曰：前论指兼半身不遂而言。若壮盛人，无半身不遂，忽然口眼歪斜，乃受风邪阻滞经络之症。经络为风邪阻滞，气必不上达，气不上达头面，亦能病口眼歪斜，用通经络散风之剂，一药而愈，又非治半身不遂方之所能为也。"

三、淋证

王清任在《医林改错·半身不遂论叙》中，论述了如何区分淋证和遗尿的要点。王清任将尿频、遗尿、尿失禁，在病机上分为火症和虚症，主张从临床表现上，区分三者之不同。其曰："或曰：小便频数、遗尿不禁，有火有虚，有分别乎？余曰：有溺时玉茎内疼痛，尿一点一滴而出，兼之色红，乃是火症。若高年人，或虚弱人，尿长而痛，其色清白，乃属气虚。溺孔开张，尿流而不知，名曰遗尿。不禁者，尿欲出而人禁止不溺，尿仍自出。"认为半身不遂后出现的小便频数属于遗尿，病机属于气虚不固。其曰："若半身不遂，兼小便频数，遗尿不禁，绝无玉茎疼痛之苦，此是气虚不固提也。"

四、头发脱落

中医学认为，头发的生长和脱落，与人体脏腑，特别是与肾有着密切的关系。如《素问·六节藏象论》云："肾者，主蜇，封藏之本，精之处也。其华在发。"《素问·上古天真论》云："女子七岁，肾气盛，齿更发长。"又曰："丈夫八岁，肾气实，发长齿更。"《素问·五脏生成》云："肾之合骨也，其荣发也。"可见头发的生长，与肾气、肾精密切相关。肾气，指肾精在肾阳蒸腾下所化生之气。头发的生长和脱落，与肾的精气盛衰密切相关。亦即，肾脏精气的盛衰，可从头发上反映出来。肾之精气充盛，则头发荣润光泽，生长状态良好；肾之精气亏虚，则头发枯槁无华、早白或容易脱落。如禀赋不足，后天失养，或思虑过度，导致肾之精气亏虚，不能濡养头发，则可出现容易脱发和头发早白。所以，后世治疗脱发，多采用补益肾精之法。

头发的生长，除与肾之精气有密切关系外，还与人体气血相关。《素问·上古天真论》云："五七，阳明脉衰，面始焦，发始堕。"妇女以血为本，而在经、孕、产、乳期间，又易于耗血，所以机体常处于血分不足、气分相对有余的状态。血与气相互依存，相互资生，血病则气不能独化，血不足也会导致气少。阳明经为多气多血之经，阳明之脉荣于面而循发际，气血不足则阳明脉衰，反映于头面部位，则见面色憔悴，头发易脱落。因脾胃为气血生化之源，故饮食摄入不足，或劳伤过度，或思虑过度，暗耗气血，血虚不能上荣肌肤皮毛，皆可导致脱发。清代以前，对脱发病因病机的认识多以虚为主，认为是各种原因导致肾精与气血不足，从而引起脱发。故当时对于脱发的治疗，多以补益气血为主。

王清任侧重从血瘀诊治脱发。其根据《灵枢·经脉》中"脉不通则血不流，血不流则毛枯不泽"的理论，认为发为血之余，依赖于气血津液的滋养，若瘀血阻碍经脉，使新血不能濡养于发，亦可导致头发脱落。如《医林改错·通窍活血汤所治之症目》记载："伤寒、瘟病后头发脱落，各医书皆言伤血，不知皮里肉外血瘀，阻塞血路，新血不能养发，故发脱落。"王清任根据自己的临床经验，认为那些在临床上没有明显症状可辨，只表现为脱发的患者，其脱发往往是由于血瘀所致，明确指出"无病脱发，亦是血瘀"（《医林改错·通窍活血汤所治之症目》），又言"用药三付，发不脱，十付必长新发"，可谓经验之谈。

五、白癜风

白癜风是以皮肤变白、大小不同、形态各异的局限性斑片而得名。此病在中医文献中，有"白癜""白驳""白处"等名称。《内经》虽未论及白癜风，但论及皮肤病的发生，与人体气血和脏腑，特别是与肺、脾密切相关。中医有关白癜风治疗的记载很早，如马王堆出土的帛书《五十二病方》中，已有治疗"白处"的记载。书中将此病症状描写为"色白如瓷，与周围皮肤黑白分明，极其难看"，并记载了两首方剂。此"白处"之病名，是对于白癜风的最早记载。值得重视的是，在汉代已注重采用内服与外治相结合的方法治疗白癜风，为后世治疗白癜风又拓开新途。南北朝时，《刘涓子鬼遗方》记载："治白定方：树穴中水汁向东者，熟刮白定二三过……"

隋代成书的《诸病源候论·白癜候》，记载了白癜风的症状，并明确提出引发白癜风的病因，为风邪搏于皮肤，血气不和。书中指出"白癜者，面及颈项身体皮肉色变白，与肉色不同，亦不痛痒，此亦是风邪搏于皮肤，血气不和所生也"。由上可见，白癜风的发病，涉及肺、肝、心三脏，与外风、内热、外湿、气血有关，病机是气血不和，病位在皮肤和肌肉。

王清任根据临床经验，提出"白癜风，血瘀于皮里"所致。其曰："白癜风，血瘀于皮里，服三五付可不散漫再长，服三十付可痊。"（《医林改错·通窍活血汤所治之症目》）书中阐明外受风寒或情怀不畅，或气虚无力推动血脉运行，都可导致血液瘀滞于肌肤局部，致使新血不生，肌肤失去气血的濡养，而酿成白斑；并由此推断，紫癜风、紫印脸、青记脸如墨等病证，大多与血瘀有关，主张用通窍活血汤化裁治疗。

六、虚劳

历代医籍对虚劳的论述甚多。如《素问·通评虚实论》言"精气夺则虚"，阐明了"虚"的概念。而《素问·调经论》所谓"阳虚则外寒，阴虚则内热"，进一步说明虚证有阴虚、阳虚的区别，并指出阴虚、阳虚的主要特点。《难经·十四难》中，论述了"五损"的症状及上损及下、下损及上的病势传变，并提出治疗大法。如"损其肺者益其气，损其心者调其荣卫，损其脾者调其饮食，适其寒温，损其肝者缓其中，损其肾者益其精"。《金匮要略·血痹虚劳病脉证并治》中，首先提出虚劳的病名，详述证因脉治，分阳虚、阴虚、阴阳两虚三类，治疗重在温补脾肾，并提出扶正祛邪、祛瘀生新等治法，首倡补虚不忘祛实的要点。

《诸病源候论·虚劳病诸候》中，比较详细地论述了虚劳的成因及各类症状，对五劳、六极、七伤的具体证候及病机皆有论述。五劳：心劳、肝劳、肺劳、脾劳、肾劳。七伤：大饱伤脾；大怒气逆伤肝；强力举重，久坐湿地伤肾；形寒寒饮伤肺；忧愁思虑伤心；风雨寒暑伤形；大恐惧不节伤志。六极：气极、血极、筋极、骨极、肌极、精极等五脏虚损至极所表现的病证。金元以后，对虚劳的理论认识及临床治疗都有较大的发展。如金代李东垣重视脾胃，长于甘温补中，在其所著的《脾胃论·卷中》创补中益气汤治疗虚劳病。元代朱丹溪重视肝肾，善用滋阴降火，在《丹溪心法·补损第五十一》创立了大补丸、虎潜丸等滋阴降火方剂。明代张景岳对阴阳互根理论加以深刻阐发，提出"阴中求阳，阳中求阴"的治则，在《景岳全书·新方八略引》中提出"善补阳者，必于阴中求阳，则阳得阴助而生化无穷；善补阴者，必于阳中求阴，则阴得阳升而泉源不竭"。在肾阴虚、肾阳虚证的治疗理论及方药方面有新的发展。李中梓在《医宗必读》中，强调脾肾在虚劳中的重要性。在《医宗必读》中提出"盖以《内经》为式，第以脾肾分主气血，约而该，确而可守也。夫人之虚，不属于气，即属于血，五脏六腑，莫能外焉。而独举脾、肾者，水为万物之元，土为万物之母，二脏安和，一身皆治，百疾不生"。明代汪绮石所著《理虚元鉴》，为论虚劳之专书。书中对虚劳的病因病机及治疗，乃至预防、护理均有论述。清代吴澄所著《不居集》，集成虚劳诊治学说并阐明己见。

综合以上医家所论，可以看出基本上是以阴阳作为归纳、分析虚劳的纲领，以温补作为治疗虚劳病变总的原则，对大部分临床病例，可以取得比较好的治疗效果。但是，大实有羸状，至虚有盛候，临床上疾病往往是错综复杂、千变万化的，单纯温补并不能解决临床上所有虚劳患者的痛苦。

关于虚劳的病因病机及治疗，王清任有独到的认识和经验。如《医林改错·通窍活血汤所治之症目》云："经血三四月不见，或五六月不见，咳嗽急喘，饮食减少，四肢无力，午后发烧，至晚尤甚，将此方吃五付，或六付，至重者九付，未有不痊愈者。"由此可见，王清任在本案中所治病证，当属于阴虚血瘀所致虚劳；由于瘀血阻滞于胞宫，致使经血不下，因而导致闭经；阴虚生内热，故午后发热；虚热耗伤气血津液，导致肺阴不足，故咳嗽气喘；胃阴不足，运化无力，可见饮食减少，四肢无力等。本案虽有阴虚表现，但体内有瘀血存在，瘀血不去，则新血不生，故王清任以活血化瘀为治疗原则，治以通窍活血汤。

对于如何区别瘀血导致的虚劳和气血津液阴阳不足所致虚劳，王清任根据临床经验，在《医林改错·通窍活血汤所治之症目》中指出："初病四肢酸软无力，渐渐肌肉消瘦，饮食减少，面色黄白，咳嗽吐沫，心烦急躁，午后潮热，天亮汗多，延医调治，始而滋阴，继而补阳，补之不效，则云虚不受补，无可如何。可笑著书者，不分别因弱致病，因病致弱。果系伤寒、瘟疫大病后，气血虚弱，因虚弱而病，自当补弱而病可痊。本不弱而生病，因病久致身弱，自当去病，病去而元气自复。查外无表症，内无里症，所见之症，皆是血瘀之症。"在这段论述中，王清任首先列出诸多临床症状，看似虚劳的表现，但医者按古法治疗，疗效并不好。此时，作为医生应该仔细分析治疗无效的原因，但医者没有这样做，而是责怪患者虚不受补。王清任就此案指出，医生当仔细问诊，首先问清楚病变的来龙去脉，如果确实是伤寒、瘟疫大病之后而导致的虚弱，自当补益气血津液，如因其他疾病导致的身体虚弱，应当祛除其他疾病，病去而元气自复。如外无表证，内无里证，则以上病变表现是瘀血阻滞于血脉所致，可用疏通血脉的通窍活血汤来治疗。王清任虽阐明了治本之理法，但因患者毕竟有虚弱症状，故在活血的同时兼顾患者之虚弱体质，给予黄芪补气。其曰："常治此症，轻者九付可愈，重者十八付可愈。吃三付后，如果气弱，每日煎黄芪八钱，徐徐服之，一日服完，此攻补兼施之法。若气不甚弱，黄芪不必用，以待病去，元气自复。"

七、牙疳 🕊

　　牙疳，指牙龈红肿，溃烂疼痛，流腐臭脓血等。金代张从正在《儒门事亲·卷五》中指出："牙疳者，龋也。龋者，牙龂腐烂也。"其根据病因及证候特点，分为风热牙疳、青腿牙疳、走马牙疳三种。其中，以风热牙疳较为多见；青腿牙疳，是因其下肢兼见青色肿块而得名；走马牙疳多发生在小儿，因发病急骤，故名走马，是较为危重的急性口腔病。牙疳的治疗，一般选用明代陈实功《外科正宗·喉证指南》的芦荟消疳饮。方由胡黄连、芦荟、银柴胡、大力子、玄参、桔梗、山栀子、石膏、升麻、黄连、甘草、薄荷、羚羊角组成。此方重在清热解毒。

　　王清任对运用清热解毒法治疗牙疳，持有不同看法。如《医林改错·通窍活血汤所治之症目》云："牙者，骨之余；养牙者，血也。伤寒、瘟疫、痘疹、瘀块，皆能烧血，血瘀牙床紫，血死牙床黑，血死牙脱，人岂能活？再用凉药凝血，是促其死也。"他认为牙疳的发生，是由于伤寒等病变引起的热烁血瘀，使新血不能养牙，导致牙龈溃烂，牙齿脱落。此时如再用清热药物，由于血喜温而恶寒，势必使瘀滞的血液运行更加缓慢，使牙失所养而脱落，从而加重病情。因此，王清任提出新的治法，即"遇此症，将此药晚服一付，早服血府逐瘀汤一付，白日煎黄芪八钱，徐徐服之，一日服完"。王清任在治病上擅长活血之法，在运用活血之法时，常将人体分成几个部分，分别用药。因为牙疳的病变部位在上，所以晚服通窍活血汤。又由于王清任通过解剖观察，认为一身之血均由血府灌溉，如血府有瘀滞，势必导致牙床血瘀更甚，所以在服法上要求早服血府逐瘀汤一付。由于气为血之帅，血为气之母，气散则血亡，所以要求白日煎黄芪八钱以补气，一日之内，分服三个方剂，体现了王清任因人、因病制宜的辨证施治精神。

八、口腔异味 🦢

关于口腔异味或口臭，中医一般将其病位归属于胃，治疗上也以清胃火为主，方用牛黄清胃丸、玉女煎等。直至今日的教科书中，仍然把口气臭归属于胃，虽然通过清胃火可治愈不少口气臭患者，但也有患者服用清胃火药效果不佳。

王清任则独辟蹊径，采用活血化瘀法治疗口气臭。如《医林改错·通窍活血汤所治之症目》云："血府血瘀，血管血必瘀；气管与血管相连，出气安得不臭？"又如，《医林改错·会厌左气门右气门卫总管荣总管气府血府记》云："肺管之后，胃管之前，左右两边凹处，有气管两根，其粗如箸，上口在会厌之下，左曰左气门，右曰右气门，痰饮津液，由此气管而出……不知左气门、右气门两管，由肺管两傍下行至肺管前面半截处，归并一根，如树两杈归一本，形粗如箸，下行入心，由心左转出，粗如笔管；从心左后行，由肺管左边过肺入脊前，下行至尾骨，名曰卫总管。"王清任所言左右气管，似为左右锁骨下动脉，可能是头臂干，因而很短很粗。王清任把头臂干和主动脉弓混淆了。因为王清任观察到的一般都是被斩杀的囚犯，或暴露于野外的残缺不全的尸体，但人死后，特别是被斩杀的人，动脉内是没有血液的，所以王清任误把动脉管当作气管了。尽管把动脉管误认为气管，但王清任并未遵循自古以来治口气臭的常用方法，而是提出用活血化瘀法治疗。笔者曾按王清任之法，以血府逐瘀汤治疗一部分口气臭患者，确实有比较明显的效果，患者常常是服用一周后，症状即得以减轻或消失。

九、小儿疳证

小儿疳证，在历代文献中，又称疳疾、疳积、五疳、诸疳等，是儿科麻、痘、惊、疳四大证之一，也是小儿常见病。疳，作为病名，最早见于隋代巢元方所著《诸病源候论·湿病诸候》。所谓疳候，是指"脾与胃为表里，俱象土，其味甘。而甘味柔润于脾胃，脾胃润则气缓，气缓则虫动，虫动则侵食成疳也。但虫因甘而动，故名之为疳也"。这段话中，指出了疳证的发生与脾胃有关，病因病机是由于湿热困脾，使脾胃运化、腐熟功能降低，加之湿热生虫，影响了营养物质的吸收，导致疳证的发生。此论中，还明确指出了疳证的证候及转归。如"面青颊赤，目无睛光，唇口燥，腹胀有块，日日瘦损者是疳，食人五脏，至死不觉。五疳缓者则变成五蒸……为病大体相同，皆令人腰疼心满，虚乏无力，日渐羸瘦，或寒热无常，或手足烦热，或逆冷，或利或涩或汗也"。但在《诸病源候论·小儿杂病诸候》中，并无疳证病名。其后，唐代孙思邈所著《备急千金要方》中的"少小乳婴方"，已经有治疗疳证的方药记载，如小儿疳湿疮方、小儿疳疮方等。孙思邈对疳证的病因病机也有所论述，指出疳证"皆有暑月多食肥浓油腻，取冷睡眠之所得也"（《备急千金要方·卷十五》）。其后，唐代王焘在其所著《外台秘要》中，论及小儿疳证的内容已较此前有所增加，载有小儿无辜疳痢方3首、小儿瘕瘕癖方6首。

到了宋代，疳证才逐渐从内科杂病中分离出来，成为小儿专有疾病。宋代王怀隐《太平圣惠方·小儿五疳论》，首先将疳作为儿科专有疾病而列为一章。书中将疳证分为心疳、肝疳、脾疳、肺疳、肾疳、疳气、无辜疳、五疳出虫、口齿疳、漏疳、鼻疳、眼疳、脑疳、脊疳、奶疳、干疳、内疳、疳渴、疳痢、疳痢久不瘥、疳痢腹痛、疳湿、蛔疳、疳疮等，共24类，出方 265 首；还论述了疳证的病因、病机、证候、治则、方药、转归等。《圣济总录》中将本病分为 17 类，基本上与《太平圣惠方》所论相同，总计出方 217 首，大多为前书所无。

宋政和年间，钱乙撰著的《小儿药证直诀·诸疳》，将疳证的病因病机归属于脾胃，指出"疳皆脾胃病，内亡津液之所作也"。在"诸疳"中，将疳证分为八类进行施治。其曰："鼻疳、肝疳、心疳、脾疳、肾疳、筋疳、肺疳、骨疳。"总计出方 18 首，包括"使君子丸、胡黄连丸、益黄散、独活饮子、三黄散、人参散、槟榔散、黄芪散、地骨皮散、木香丸"等。又根据证候轻重，分为"初病者为肥热疳，久冷着为瘦冷疳"两个阶段。

宋代刘昉在绍兴年间编著的《幼幼新书·卷第二十五》中，在《太平圣惠方》分类的基础上，增加了走马疳、疳肥、疳瘦、疳热、疳痨、疳嗽、疳积、疳渴、疳肿、疳后天柱倒、疳气灌入阴、丁奚、哺露 13 类，达到 37 类，出方 791 首。

宋代杨士瀛则在《仁斋小儿方论·疳》中，提出喂养不当是发生疳证的原因之一。其曰："疳皆乳食不调，甘肥无节而作也。或婴幼阙乳，粥饭太早，耗伤形气，则疳之根生。或上两晬后，乳食稍多，过饱无度，则疳因积成。"钱乙则提出，病后失养，脾胃虚弱，是疳证的发病原因。其曰："因大病或吐泻后，以药吐下，致脾胃虚弱无津液……医见潮热，妄谓其实，乃以大黄、牙硝辈诸冷药利之。利即多矣，不能禁约而津液内亡，即成疳也。"（《小儿药证直诀·卷上》）

明代薛己提出，以调补胃气为基本治则。如《保婴撮要·疳证》云："盖疳者干也，因脾胃津液干涸而患，在小儿为五疳，在大人为五劳，总以调补胃气为主。"元代曾世荣提出，治疗以脾胃为主，体现综合治疗的思想。其在《活幼口议·疳疾症候方议》中指出："治疳之法，量候轻重，理其脏腑，和其中脘，顺气三焦，使胃气温而纳食，益脾元壮以消化，则脏腑自然调贴，令气脉和血脉相参，壮筋力与骨力俱健，神清气爽，疳消虫化，渐赤安愈。”

综上所述，疳证的病因病机是先天不足，后天失养，脾肾两虚；在治疗上以补益脾胃、清热解毒为主。清以前医家对疳证的认识，大体如上所述。

王清任分析小儿疳证的临床表现，认为当从瘀血论治。如《医林改错·通窍活血汤所治之症目》云：“疳病初起，尿如米泔，午后潮热，日久青筋暴露，肚大坚硬，面色青黄，肌肉消瘦，皮毛憔悴，眼睛发眍。古人以此症，在大人为劳病，在小儿为疳疾，照前症再添某病，则曰某疳，如脾疳、疳泻、疳肿、疳痢、肝疳、心疳、疳渴、肺疳、肾疳、疳热、脑疳、眼疳、鼻疳、牙疳、脊疳、蛔疳、无辜疳、丁奚疳、哺露疳，分病十九条，立五十方，方内多有栀子、黄连、羚羊、石膏大寒之品。因论病源系乳食过饱，肥甘无节，停滞中脘，传化迟滞，肠胃渐伤，则生积热，热盛成疳，则消耗气血，煎灼津液，故用大寒以清积热。余初时对症用方，无一效者。”通过对病因病机的分析，王清任认为，疳证的病因是因饮食不节而导致乳食停滞，此时如妄用寒凉，则胃之运化更加迟滞，至于患者所表现的热象，并非实热，而是脾胃无力运化而导致的虚热。其曰：“后细阅其论，因饮食无节，停滞中脘，此论是停食，不宜大寒之品。以传化迟滞，肠胃渐伤，则生积热之句而论，当是虚热，又不宜用大寒之品。”小儿疳证的临床表现，主要以午后潮热、腹中积块、青筋暴露为主。王清任分析后认为，此均与瘀血有关，首次提出用活血化瘀法治疗疳证的思路。其曰：“后遇此症，细心审查，午后潮热，至晚尤甚，乃瘀血也。”因为血属阴，夜晚也属阴；白天属阳，但午前为阳中之阳。午时一阴生，午后为阳中之阴，同气相求，故瘀血患者表现为午后潮热，至晚尤甚。至于“青筋暴露，非筋也，现于皮肤者，血管也，血管青者，内有瘀血也。至肚大坚硬成块，皆血瘀凝结而成。用通窍活血汤，以通血管；用血府逐瘀汤，去午后潮热；用膈下逐瘀汤，消化积块。三方轮服，未有不愈者"。

十、交节病

所谓"交节"，是指一年之二十四节气的更迭，或一日之四时的交替。如夜半相当于冬至，日中相当于夏至，晨旦相当于春分，日落相当于秋分。按照中医学"冬至一阳生，夏至一阴生"的理论，一年之中之所以发生春、夏、秋、冬二十四节气的气候变化，是由于阴阳之盛衰而形成的。由于人生活于天地之间，自然界的阴阳变化也会影响人体，而产生相应的变化，古人将其归结为"天人相应"。如《内经》的"四时五脏阴阳"理论，就是根据"天人相应"的思想，归纳出以人体五脏为主体，内系五官、五体、五神、五华等，对应自然环境的五方、五时、五气、五色、五味等所形成的五个功能系统，体现出中医学的人体内外环境的统一观。此"四时五脏阴阳"理论，反映出人体生命活动与自然界四时变化同步的时间节律。四时、昼夜阴阳、气血消长与人体的关系，无论在生理活动或病理变化上，都有比较明显的反映。如《素问·八正神明论》指出："是故天温日明，则人血淖液而卫气浮，故血易泻，气易行；天寒日阴，则人血凝泣而卫气沉。月始生，则血气始精，卫气始行；月郭满，则血气实，肌肉坚；月郭空，则肌肉减，经络虚，卫气去，形独居。是以因天时而调血气也。是以天寒无刺，天温无疑，月生无泻，月满无补，月郭空无治，是谓得时而调之。"此论中阐述了人体气血与天日阴晴、月相盈亏的相应关系，从而提出了"因天时而调血气"的针刺原则。即根据天时变化调理血气，这是《内经》提出的一项重要针刺治疗原则。具体而言，就是天气寒凉，不宜针刺；天气温和，行针不必疑虑。这是根据天气变化提出的针刺原则。月相变化时的针刺原则又如何呢？月初生时，不宜用泻法；月正圆时，不宜用补法；月无光时，不宜进行针刺。这就是根据月相变化，调理气血的一般原则。《灵枢·岁露论》中，也提出"人与天地相参也，与日月相应也"。说明人与天地自然变化息息相关，主要表现为体内生理机能随天地日月的运动，所产生的适应性变化。其中，卫气的开合、运行，无论何时何地，都与天地变化、日月运行相适应，尤其是维持人体正常生命活动的重要条件。

在《内经》理论的指导之下，王清任通过临床观察发现某些血证患者常常在气候交替之时发生吐血，于是提出交节病可以采用活血化瘀的方法进行治疗。正如其在《医林改错·通窍活血汤所治之症目》中所说："无论何病，交节病作，乃是瘀血。何以知其是瘀血？每见因血结吐血者，交节亦发，故知之。"

十一、酒糟鼻

酒糟鼻，又称酒渣鼻、酒齇鼻等，是一种发生在颜面中部，以皮肤潮红及丘疹、脓疱为主要表现的慢性皮肤病。目前病因不明，可能与精神因素，嗜酒、辛辣食物，高温及寒冷刺激，脾胃不和等有关。《素问·生气通天论》云："劳汗当风，寒薄为皶，郁乃痤。"本病的基本病机是汗孔开张之时突受外邪，致使汗孔闭合而卫气不得宣散，汗液不能正常排泄，以致化成湿热之邪郁结于肌表，导致局部气血凝滞，而成粉刺、小疖；若热迫于血分，则鼻部发红。此病机理论强调酒糟鼻的发生，与外感风寒、气血郁滞及邪热郁结有关。《素问·刺热》云："脾热病者，鼻先赤。"由于脾胃互为表里，经脉相通；"胃足阳明之脉，起于鼻，交頞中，旁约太阳之脉，下循鼻外，入上齿中，还出挟口环唇"（《灵枢·经脉》），故脾经之热邪，可以通过经脉影响位于足阳明胃经循行部位的鼻部，而出现发红的现象。《彤园医书·外科》云："酒糟鼻，生准头及两翅，由胃火熏肺，更因风寒外束，血瘀凝结，故先红后紫，久变黑色，甚是缠绵。"由于"肺手太阴之脉，起于中焦，下络大肠，还循胃口，上膈属肺"，所以如过食辛甘厚味，或情志过激化火，加之外感风寒，导致肺胃之火上攻，使热邪与气血相互搏结，壅滞于鼻部，故鼻准部先红后紫，且病情缠绵。古代医家除认识到情志化火、过食辛辣而化火之外，还认为饮酒过度也是一个重要的诱发因素。如《东垣十书·格致余论》云："酒性善行而喜升，大热而有峻急之毒。多酒之人，酒气熏蒸，而鼻得救；血为极热，热血得冷，为阴气所搏，汗浊凝结，滞而不行，宜其为先紫而后为黑也。"综上所述，酒糟鼻多是由于过食肥甘厚味，导致脾胃湿热内停，循经上熏于肺；或情志过激，导致肝郁化火，火热上攻于肺，又复感风寒，以致血热瘀于鼻部所致。

王清任对酒糟鼻病因病机的认识与历代医家观点有所不同。他认为酒糟鼻主要是由瘀血所致。如《医林改错·通窍活血汤所治之症目》云："色红总是瘀血。"提出以通窍活血汤治疗此病。其曰："无论三二十年，此方服三付可见效，二三十付可痊愈。舍此之外，并无良方。"王清任创制的通窍活血汤，由赤芍一钱、川芎一钱、桃仁三钱、红花三钱、老葱三根、鲜姜三钱、红枣七个、麝香五厘组成。为尽快疏通经脉中的瘀血，王清任采用以下不同于常规的煎药法和服药法：以黄酒半斤，将前七味煎一钟，去渣，将麝香入酒内，再煎二沸，临卧服。还根据年龄不同，规定了以下不同服法：大人一连三晚，吃三付；隔一日，再服三付。若七八岁小儿，两晚吃一付；两三岁小儿，三晚吃一付。麝香可煎三次，再换新的。为防止后来之医者，忽略黄酒的作用而略去不用，特在方后注曰：方内黄酒，各处分两不同，宁可多二两，不可少，酒亦无味，虽不能饮酒之人，亦可服。为保证疗效，特别强调要确保药材的质量，不能因贪图便宜而用假药或劣药。指出方内麝香，市井易于作假，一钱真可合一两假，人又不能辨。此方麝香最要紧，多费数文，必买好的方妥，若买当门子更佳。从方剂组成来看，该方的主要功用为行气活血通络。方中以麝香为主药，借助麝香的辛香走窜之性，起到通窍开闭、活络散瘀的作用，能引导方中诸药达于周身十二经脉，使全身气血畅通，瘀血无安身之所；以桃仁、红花为臣药，两药相配合，活血散瘀；配麝香，以驱散周身瘀滞；赤芍、川芎、老葱、鲜姜、红枣共为佐药，其中赤芍、川芎可助主药起到活血祛瘀的作用；老葱、鲜姜、红枣，三药相合，可宣通阳气，调和营卫；并通过葱、姜辛散之力，使活血诸药向上、向外走窜分布，使之与病情、病位更加相符。以黄酒一味为使药，借助黄酒辛温通阳之性，以之煎煮诸药，可使酒性浸入药中，激发和增强活血通经之品的功效。

十二、痹证

痹证是由于风寒湿热等邪气闭阻经络，影响气血运行，导致肢体筋骨、关节、肌肉等处疼痛、重着、酸楚、麻木，或关节屈伸不利，甚至僵硬、肿大、变形的一种疾病。轻者病在四肢、关节、肌肉，重者可内舍于脏。

中医文献中，有关痹证的论述相当丰富。《内经》中不仅提出了痹之病名，而且对其病因病机、证候分类，以及转归、预后等，均有较为详细的论述。如《素问·痹论》云："风、寒、湿三气杂至，合而为痹。其风气胜者为行痹，寒气胜者为痛痹，湿气胜者为着痹也。"指出引起痹证的病因，主要是风、寒、湿邪。《素问·四时刺逆从论》云："厥阴有余病阴痹，不足病生热痹。"指出痹证的发生和患者自身的体质相关，有寒化、热化之不同。在痹证的分类上，《内经》除按病因之异，分为行痹、痛痹、着痹之外，还根据病邪停留的部位不同，分为五体痹和五脏痹。如《素问·痹论》云："以冬遇此者为骨痹，以春遇此者为筋痹，以夏遇此者为脉痹，以至阴遇此者为肌痹，以秋遇此者为皮痹。"《素问·痹论》还基于整体观，阐述了痹证与五脏的关系，指出"五脏皆有合，病久而不去者，内舍于其合也。故骨痹不已，复感于邪，内舍于肾。筋痹不已，复感于邪，内舍于肝。脉痹不已，复感于邪，内舍于心。肌痹不已，复感于邪，内舍于脾。皮痹不已，复感于邪，内舍于肺"。并在预后方面，指出"其入脏者死，其留连筋骨者疼久，其留连皮肤者易已"。

宋代陈无择的《三因极一病证方论》中已认识到痹证的发生，与血脉闭阻不通有关。书中指出"痹之为病，寒多则痛，风多则行，湿多则着；在骨则重而不举，在脉则血凝而不流"（《三因极一病证方论·叙痹论》）。他认为风寒湿邪侵入血脉之后，由于寒为阴邪，其性凝滞，会阻碍血脉的运行，出现一系列的临床症状。

金元时期的朱丹溪，在继承《内经》理论的基础上有新的见解。他提出血虚内热及湿、痰、瘀血是导致痹证发生的内在因素。如《格致余论·痛风论》云："痛风者，大率因血受热已自沸腾，其后或涉水，或立湿地，或扇取凉，或卧当风，寒凉外搏，热血得寒，瘀浊凝涩，所以作痛。"强调痛风属于"恶血入经络证，血受湿热，久必凝浊，所下未尽，流滞隧道，所以作痛"。

在痹证的治法上，《内经》提出用针刺治疗并配合外敷疗法。如《灵枢·寿夭刚柔》云："刺布衣者，以火焠之；刺大人者，以药熨之……用醇酒二十升，蜀椒一升，干姜一斤，桂心一斤……用棉絮一斤，细白布四丈，并内酒中。置酒马矢煴中……以熨寒痹所刺之处，令热入至于病所，寒复炙巾以熨之，三十遍而止。"从方中所用药物来看，是以辛温散寒为主。汉代以后治法更加丰富。张仲景所著《金匮要略·中风历节病脉证并治》中，有湿痹、血痹、历节之名。其中，历节病的特点是遍历关节疼痛。张仲景创制的桂枝芍药知母汤、乌头汤等方剂，至今仍为临床治疗痹证所常用。其后，《诸病源候论·风病诸候下》论及"历节风"的证候与病因病机，指出"历节风之状，短气，自汗出，历节疼痛不可忍，屈伸不得是也。由饮酒腠理开，汗出当风所致也。亦有血气虚，受风邪而得之者。风历关节，与血气相搏交攻，故疼痛。血气虚，则汗也。风冷搏于筋，则不可屈伸，为历节风也"。唐代王焘在《外台秘要·卷十三》中，指出其症状痛如虎咬，昼轻夜重，称其为"白虎病"。宋代严用和在《济生方·白虎历节论治》中，则称其为"白虎历节"，并对其病因病机和分类进行了论述："夫白虎历节病者，世有体虚之人，将理失宜，受风寒湿毒之气，使筋脉凝滞，血气不流，蕴于骨节之间，或在四肢，肉色不变。其病昼静夜剧，其痛彻骨如虎之啮，名曰白虎之病也。痛如掣者，为寒多；肿满如脱者，为湿多；汗出者，为风多。巢氏云：饮酒当风，汗出入水，遂成斯疾，久而不愈，令人骨节蹉跌为癫病者，诚有此理也。"朱丹溪在《格致余论·痛风论》中，又称其为"痛风""彼痛风者，大率因血受热已自沸腾，其后或涉冷水，或立湿地，或扇取凉，或卧当风。寒凉外搏，热血得寒，瘀浊凝涩，所以作痛。夜则痛甚，行于阴也。治法以辛热之剂。"明代王肯堂《证治准绳·疡医》，将膝关节肿大者称为"鹤膝风"，将手指关节肿大者称为"鼓槌风"。明代李中梓在《医宗必读·痹》中，阐明"治风先治血，血行风自灭"的治则。清代叶天士对痹证久而不愈，邪入于络者，用活血化瘀通络法治疗，并重用虫类药剔络搜风。总之，自古以来，多数诸家认为：痛无定处者为行痹，病邪主要为风邪，病在皮表；痛有定处者为寒痹，病邪主要为寒邪，病在筋骨；关节酸楚、麻木为主者为着痹，病邪以湿邪为主，病在肌肉。

王清任根据自己的临床经验，认为痹证的病因虽然是风寒湿邪，但痹证发生后，症状是以疼痛为主，其病机是以瘀血为主，故治疗上当重在活血化瘀，同时辅以祛风除湿。如《医林改错·痹症有瘀血说》云："凡肩痛、臂痛、腰疼、腿疼，或周身疼痛，总名曰痹症。明知受风寒，用温热发散药不愈，明知有湿热，用利湿泻火药无功，久而肌肉消瘦，议论阴亏，遂用滋阴药，又不效。"针对古人解释痹证疗效不佳，认为是风寒湿邪深入筋骨所致，王清任提出异议："至此便云：病在皮脉，易于为功，病在筋骨，实难见效。因不思风寒湿热入皮肤，何处作痛。入于气管，痛必流走；入于血管，痛不移处。如论虚弱，是因病而致虚，非因虚而致病。总滋阴，外受之邪，归于何处？总逐风寒、去湿热，已凝之血，更不能活。如水遇风寒，凝结成冰，冰成风寒已散。"

王清任在《医林改错·痹症有瘀血说》中，对痹证提出新的认识。《灵枢·阴阳二十五人》云："血气皆少则无须，感于寒湿则善痹，骨痛爪枯也。"又云："血气皆少则无毛……善痿厥足痹。"王清任就此提出不同看法，认为是外邪入侵，耗伤气血，而导致的虚证，并非先有气血不足，而后发生痹证。在痹证的治疗方面，认为单用滋阴之法，容易恋邪；单纯祛风散寒、清热除湿，对于因病邪入侵体内而形成的瘀血，并无祛除作用。总之，王清任认为，痹证的病因虽属风寒湿邪，但痹证发生之后，主要是气血瘀阻，经脉不通，而风寒湿邪，在此时已处于次要的位置，并以因寒结冰为例，来说明其间的病机变化。

在分析痹证病因病机基础上，王清任提出用身痛逐瘀汤治疗痹证。方由秦艽一钱、川芎二钱、桃仁三钱、红花三钱、甘草二钱、羌活一钱、没药二钱、当归三钱、五灵脂二钱、香附一钱、牛膝三钱、地龙二钱组成。在加减运用上，身痛逐瘀汤方后云："若微热，加苍术、黄柏；若虚弱，量加黄芪一二两。"从方剂的药物组成来看，是以活血通经、宣痹止痛为法。鉴于痹证的病因虽属风寒湿邪，但其症状是以疼痛为主，根据不通则痛的机理，推断其病变是以瘀血为主。故治疗上是以活血化瘀为主，祛风除湿为次。方中用桃仁、红花、当归、川芎活血祛瘀，意在使血行风自灭，血行湿亦行；没药、五灵脂、香附理气化瘀止痛；牛膝、地龙活血通经络而利关节；另用秦艽、羌活祛风除湿，甘草调和诸药。全方在药物的组成和治疗方面，体现了从血瘀论治痹证的思想。

十三、癫狂

癫和狂都是以神志异常为临床表现的一类疾病。癫证以精神抑郁，表情淡漠，沉默痴呆，语无伦次，静而多喜为特征。狂病以精神亢奋，狂躁不安，喧扰不宁，骂詈毁物，动而多怒为特征。《内经》中，论及癫狂的症状和病因病机，并提出治则和方药。对狂证的记载，如《灵枢·癫狂病》云："狂始发，少卧不饥，自高贤也，自辨智也，自尊贵也，善骂詈，日夜不休……狂言、惊、善笑，好歌乐，妄行不休者……狂，目妄见，耳妄闻，善呼者……狂者多食，善见鬼神，善笑而不发于外者。"又，《素问·阳明脉解》云："病甚则弃衣而走，登高而歌，或至不食数日，逾垣上屋，所上之处，皆非其所能也。"对癫证的记载，如《灵枢·癫狂病》云："癫疾始发，先不乐，头重痛。"《素问·脉要精微论》云："衣被不敛，言语善恶不避亲疏者。"在癫狂的病因方面，也已认识到本病不仅与先天因素有关，也与后天情志失调，感受外邪，药食不当有关。先天因素方面，主要是因胎孕期间，其母受惊，影响胎气所致。如《素问·奇病论》云："帝曰：人生而有病癫疾者，病名曰何？安所得之，岐伯曰：病名为胎病，此得之在母腹中时，其母有所大惊。"在情志致病方面，主要与喜、忧、恐有关。如《灵枢·癫狂病》云："狂始生，先自悲也，喜忘、苦怒、善恐者，得之忧饥……狂言、惊、善笑、好歌乐、妄行不休者，得之大恐……狂者多食，善见鬼神，善笑而不发于外者，得之有所大喜……"在感受外邪方面，指出本病的发生主要与火邪有关。如《素问·气交变大论》云："岁火太过，炎暑流行……病反谵妄狂越。"同时,《内经》还论述,由于治疗不当也可诱发癫狂。如《素问·腹中论》云:"石药发癫,芳草发狂。""厥逆……灸之则暗,石之则狂。"此外,《内经》对癫狂的病机也有论述,指出癫狂主要是因阴阳失调、脏腑失和、气血逆乱、神明无主所致。阴阳失调方面,如《素问·脉解》云:"阳尽在上,而阴气从下,下虚上实,故狂癫疾也。"脏腑失和方面,如《素问·脏气法时论》云:"肝病者,两胁下痛引少腹,令人善怒。虚则目䀮䀮无所见,耳无所闻,善恐如人将捕之。"《素问·阴阳类论》云:"病在肾,骂詈妄行,癫疾为狂。"气血逆乱方面,如《灵枢·癫狂病》云:"狂,目妄见,耳妄闻,善呼者,少气之所生。"《素问·至真要大论》云:"诸躁狂越,皆属于火。"如《素问·调经论》云:"血有余则怒,不足则笑不休。""血并于阴,气并于阳,故为惊狂。"治疗方面,《素问·病能论》提出用生铁落饮来治疗,即"使之服以生铁落为饮,夫生铁落者,下气疾也"。从方剂组成来看,应是以降气化痰为主。其他治法,如《内经》基于五行生克规律,以情志相胜法治疗神志病变,对癫狂的治疗也有参考意义。如《素问·阴阳应象大论》云:"悲胜怒,怒胜思,思胜恐,恐胜喜,喜胜忧。"

后世对癫狂的诊治,在《内经》基础上代有发挥。如金代张从正明确提出,癫狂的发生是情志失和,心血亏虚,脾虚生痰,"痰迷心窍"所致。如《儒门事亲·火狂二十七》云:"肝屡谋,胆屡不决,屈无伸,怒无泄,心血日涸,脾液不行,痰迷心窍则成心风。"金代刘完素在《素问》病机十九条所言"诸躁狂越,皆属于火"的基础上加以发挥,指出欲望和情志过极均可化热化火而引发癫狂。如《素问玄机原病式·六气为病》云:"六欲七情,为道之患,属火故也……故经曰战栗、惊恐悲笑,谵妄歌唱、骂詈癫狂,皆为热也。故热甚癫狂者,皆此证也。"刘完素提出用滋阴降火法治疗癫狂。如《素问病机气宜保命集·病机论第七》云:"故上善若水,下愚若火……治之以补阴泻阳。"元代朱丹溪在张从正"痰迷心窍"病机理论的启发下，首先提出以开痰化结及"治邪"之法治疗癫狂。如《丹溪心法·癫狂六十》云："癫属阴，狂属阳……治当镇心神，开痰结；亦有中邪而成此疾者，则以治邪法治之。"总之，上述各家对癫狂的认识，从病机上而言，大都集中于痰、火、气三个方面；对于瘀血的认识，虽然间或有之，但尚未充分阐明，更没有提出用于治疗的具体方药。

王清任在《医林改错·痹症有瘀血说》中，将癫与狂统称"一症"，并未加以明确的区分，而是对其证候表现合而论之，并针对其病机提出主治方药——癫狂梦醒汤。如《医林改错·痹症有瘀血说》论及癫狂梦醒汤时说道："癫狂一症，哭笑不休，詈骂歌唱，不避亲疏，许多恶态，乃气血凝滞，脑气与脏腑气不接，如同作梦一样。"并创制癫狂梦醒汤予以治疗。癫狂梦醒汤组成为桃仁八钱、柴胡三钱、香附二钱、木通三钱、赤芍三钱、半夏二钱、桑皮三钱、大腹皮三钱、青皮二钱、陈皮三钱、苏子四钱、甘草五钱；功用为活血祛瘀，降气化痰。本方重用桃仁配赤芍活血化瘀；用香附、柴胡、青皮、陈皮疏肝解郁；苏子、半夏、桑皮、大腹皮降气消痰；木通清热利湿，一则清解气郁所化之火，二则利湿有助消痰，三则利尿可通窍；倍用甘草缓急调药。诸药相伍，活血理气消痰，血活则气畅，气畅则郁解，郁解痰亦消，痰消窍得通。故此方治气血凝滞，痰气郁结，气、血、痰互结所致癫狂，颇相适宜。

十四、头痛

头痛是临床常见的自觉症状，可单独出现，亦见于多种疾病的过程中。头痛首载于《内经》，如《素问·风论》称之为"首风""脑风"，描述了"首风"与"脑风"的临床特点，并指出外感与内伤，是导致头痛发生的主要病因。《素问·风论》云："新沐中风，则为首风。"又曰："风气循风府而上，则为脑风。"《素问·五脏生成》云："头痛颠疾，下虚上实，过在足少阴、巨阳，甚则入肾。"《内经》认为，六经病变皆可导致头痛。汉代张仲景在《伤寒论》中，论及太阳、阳明、少阳、厥阴病头痛，并提出治疗不同类型头痛的方药。如厥阴头痛，"干呕，吐涎沫，头痛者，吴茱萸汤主之"。其后，《东垣十书·内外伤辨惑论》中，将头痛分为外感头痛和内伤头痛，根据症状和病机之不同，而有伤寒头痛、湿热头痛、偏头痛、真头痛、气虚头痛、血虚头痛、气血俱虚头痛、厥逆头痛之分别，并补充了太阴头痛和少阴头痛。《丹溪心法·头痛》中，有对痰厥头痛和气滞头痛的记载，并提出头痛"如不愈，各加引经药，太阳川芎，阳明白芷，少阳柴胡，太阴细辛，厥阴吴茱萸"，至今对临床仍有指导意义。某些医书中，还记载有"头风"之名。如明代王肯堂《证治准绳·杂病》云："医书多分头痛、头风为二门，然一病也，但有新久、去留之分耳。浅而近者名头痛，其痛猝然而至，易于解散速安也。深而远者为头风，其痛作止无常，愈后遇触复发也。"

　　头痛可分为外感和内伤两大类。外感头痛，多为外邪上扰清空，壅滞经络，络脉不通所致。头为诸阳之会，手足三阳经皆上循头面，所谓"伤于风者，上先受之""高颠之上，唯风可到"。外感头痛以风邪为主，且多兼夹他邪，如寒、湿、热等。若风邪夹寒邪，凝滞血脉，络道不通，不通则痛。若风邪夹热，风热炎上，清空被扰，易发头痛。若风夹湿邪，阻遏阳气，蒙蔽清窍，亦可致头痛。

　　脑为髓海，依赖于肝肾精血和脾胃精微物质的充养，故内伤头痛之病机多与肝、脾、肾三脏功能失调有关。肝主疏泄，性喜条达。头痛因于肝者，或因肝失疏泄，气郁化火，阳亢火升，上扰头窍而致，或因肝肾阴虚，肝阳偏亢而致。肾主骨生髓，脑为髓海。头痛因于肾者，多因房劳过度，或禀赋不足，使肾精久亏，无以生髓，髓海空虚，发为头痛。脾为后天之本，气血生化之源，头窍有赖于精微物质的滋养。头痛因于脾者，或因脾虚化源不足，气血亏虚，清阳不升，头窍失养而致头痛；或因脾失健运，痰浊内生，阻塞气机，浊阴不降，清窍被蒙而致头痛。若因头部外伤，或久病入络，气血凝滞，脉络不通，亦可发为瘀血头痛。

外感头痛，病性多属表、属实，病因是以风邪为主的六淫邪气，一般病程较短，预后较好。内伤头痛，大多起病较缓，病程较长，病性较为复杂。一般来说，气血亏虚、肾精不足之头痛，多属虚证，肝阳、痰浊、瘀血所致之头痛，多属实证。虚实在一定条件下，可以相互转化。例如，痰浊中阻日久，脾胃受损，气血生化不足，营血亏虚，不荣头窍，可转为气血亏虚之头痛；肝阳、肝火日久，阳热伤阴，肾虚阴亏，可能转为肾精亏虚之头痛。

综上所述，王清任以前的医家对头痛的病因病机已有了比较全面的认识，并在治法和具体方药上提出了有效的治疗措施。对此，王清任是予以认可并继承下来的。如《医林改错·血府逐瘀汤所治之症目》云："头痛有外感，必有发热恶寒之表症，发散可愈；有积热，必舌干、口渴，用承气可愈；有气虚，必似痛非痛，用参芪可愈。"王清任通过临床实践，更为突出地强调头痛的瘀血病机，并就血瘀头痛与气虚头痛、外感头痛、痰浊头痛进行鉴别，提出以血府逐瘀汤治疗瘀血头痛，并阐明具体适应证。其曰："查患头疼者，无表症，无里症，无气虚、痰饮等症，忽犯忽好，百方不效，用此方一剂而愈。"

十五、胸痛

王清任所言胸痛，根据所述症状来看，相当于胸痹，是以胸膺部满闷不舒、疼痛为主要症状的病证。首先，胸痹首见于《内经》。如《灵枢·本脏》云："肺大则多饮，善病胸痹、喉痹、逆气。"提示胸痹的发生，与肺脏的大小及饮邪停滞有关。《灵枢·厥病》论述了胸痛的以下症状："心痛甚，动作痛益甚""色苍苍如死状，终日不得太息"。关于胸痛的病因病机，《内经》认为主要与寒邪入侵导致经脉拘急引发的血行不畅有关。如《素问·举痛论》云："经脉流行不止，环周不休。寒气入经而稽迟，泣而不行。客于脉外则血少，客于脉中则气不通，故卒然而痛。"《灵枢·邪气脏腑病形》云："心脉微急，为心痛引背。"

首次对胸痛进行专门论述的是张仲景。如《金匮要略·胸痹心痛短气病脉证治》，在《内经》基础上补充论述了胸痹的症状，在病机上有新的阐述。张仲景认为，胸痹主要是上焦阳气不足，下焦阴寒气盛所致。其曰："夫脉当取太过不及，阳微阴弦，即胸痹而痛。所以然者，责其极虚也。今阳虚知在上焦，所以胸痹、心痛者，以其阴弦故也。"并据此提出治疗胸痹的系列方剂，如瓜蒌薤白半夏汤、瓜蒌薤白白酒汤、枳实薤白桂枝汤、人参汤、橘皮枳实生姜汤、薏苡附子败酱散等十余首。从药物组成来看，是以温阳散寒、化痰祛饮为主。其中，瓜蒌薤白半夏汤证原文"胸痹之病，喘息咳唾，胸背痛，短气，寸口脉沉而迟，关上小紧数，瓜蒌薤白白酒汤主之"。从药物组成来看，本方是由瓜蒌实一枚、薤白半升、白酒七升组成。方中瓜蒌开胸中痰结，薤白辛温通阳、豁痰下气，白酒轻扬以行药势。三药相合，具有通阳散结、豁痰下气之功。以药测证，本方主治证的胸痛病机，当属阳气不足，水饮停聚。

唐代王焘认为痰浊热毒闭塞心脉，是胸痹发病的主要病机。如《外台秘要·胸痹方二首》中记载的"深师疗胸痹麝香散方"，在用药上一反前人的温阳散寒之品，而以清心化痰散结之品代之。宋代陈无择已认识到胸痹的发生与精神因素有关。如《三因极一病证方论·内所因心痛证治》云：

"真心痛皆脏气不平，喜怒忧思所致，属内所因。"成书于宋金元时期的《杨氏家藏方·心腹痛方二十二道》中，明确地记载了活血化瘀之法在胸痛中的运用。如书中记载用于治疗"冷气攻心，痛不可忍"的却痛散中，已加入了五灵脂、蒲黄、当归等具有活血化瘀功效的药物。

王清任注重以活血化瘀之法治疗胸痹疼痛，并创制了血府逐瘀汤，开后世以活血逐瘀为主治疗胸痹心痛之先河。王清任在前人基础之上有所发挥，并主张分部位、辨病因来治疗胸痛。如《医林改错·血府逐瘀汤所治之症目》云："胸疼在前面，用木金散可愈；后通背亦疼，用瓜蒌薤白白酒汤可愈；在伤寒，用瓜蒌、陷胸、柴胡等，皆可愈。有忽然胸疼，前方皆不应，用此方一付，疼立止。"这里所谓"此方"，是指血府逐瘀汤。此外，考木金散载于《医宗金鉴》，由木香、郁金二药研末，每服二钱，老酒调下。从药物组成来看，是以行气化痰为主。据《医宗金鉴》记载，此方主治气血失和及热饮、老痰所致胸痛。

十六、汗证 🦩

自汗、盗汗，是指由于阴阳失调，腠理不固，而致汗液外泄失常的病证。其中，不因外界环境因素影响，而白昼时时汗出，动辄益甚者，称为自汗；寐中汗出，醒来自止者，称为盗汗，亦称为寝汗。明代皇甫中在《明医指掌·自汗盗汗心汗证》中，对自汗、盗汗的名称作了恰当的说明。其曰："夫自汗者，朝夕汗自出也。盗汗者，睡而出，觉而收，如寇盗然，故以名之。"

早在《内经》中，即对汗的生理及病变有了一定认识，其中明确指出，汗液为人体津液之一种，并与血液有密切关系，即所谓血汗同源。故血液耗伤之人，不可再发其汗。《内经》明确指出，正常出汗与气温高低及衣着厚薄有密切关系。如《灵枢·五癃津液别》云："天暑衣厚则腠理开，故汗出……天寒则腠理闭，气湿不行，水下留于膀胱，则为溺与气。"在出汗异常的病证方面，论及多汗、寝汗、绝汗等。张仲景在《金匮要略·水气病脉证并治》中，首先论及盗汗之名称，认为由虚劳所致者较多。宋代陈无择在《三因极一病证方论·自汗论治》中对自汗、盗汗加以鉴别，指出"无论昏醒，浸浸自出者，名曰自汗；或睡着汗出，即名盗汗，或云寝汗。若其饮食劳役，负重涉远，登顿疾走，因动汗出，非自汗也"，还指出其他疾病中表现的自汗，应着重针对病源治疗。如"历节、肠痈、脚气、产褥等病，皆有自汗，治之当推其所因为病源，无使混滥"。朱丹溪对自汗、盗汗的病机属性加以概括，指出自汗属气虚、血虚、阳虚、湿、痰，盗汗属血虚、阴虚。明代张景岳在《景岳全书·汗证》中，对汗证有系统的论述，认为自汗多属阳虚，盗汗多属阴虚，但"自汗盗汗亦各有阴阳之证，不得谓自汗必属阳虚，盗汗必属阴虚也"。清代叶天士《临证指南医案·汗》指出："阳虚自汗，治宜补气以卫外；阴虚盗汗，治当补阴以营内。"

王清任在《医林改错·血府逐瘀汤所治之症目》中，补充了针对血瘀所致自汗、盗汗的治疗方药，首次提出因血瘀导致汗出异常的理论。其在《内经》血汗同源理论基础上，提出瘀血可能导致营卫气血运行紊乱而汗出异常，此时如再用补气、固表、滋阴法治疗，由于药不对证，必疗效不佳，若应用血府逐瘀汤活血化瘀，使瘀血消去，营卫气血运行正常则汗出自止。如《医林改错·血府逐瘀汤所治之症目》指出："醒后出汗，名曰自汗。因出汗醒，名曰盗汗，盗散人之气血。此是千古不易之定论。竟有用补气、固表、滋阴、降火，服之不效，而反加重者，不知血瘀亦令人自汗、盗汗，用血府逐瘀汤，一两付而汗止。"

十七、呃逆

　　呃逆，是指以胃气上逆动膈，气逆上冲，喉间呃呃连声，声短而频，难以自制为主要临床表现的病证，俗称"打嗝"。元代以前，本证被称为哕、哕逆、咳逆、吃逆。《丹溪心法·咳逆第三十一》中，称之为"呃"。因指出本病气逆上冲，呃呃连声的临床特点，故病名逐渐统一而被称为"呃逆"。

　　《内经》对呃逆已有论述，提出胃失和降是呃逆的主要病机。如《素问·宣明五气》云："胃为气逆，为哕，为恐。"《灵枢·口问》云："谷入于胃，胃气上注于肺。今有故寒气与新谷气，俱还入于胃，新故相乱，真邪相攻，气并相逆，复出于胃，故为哕。"在治疗上，《灵枢·杂病》提出"哕，以草刺鼻，嚏，嚏而已；无息而疾迎之，立已；大惊之，亦已"。在预后方面，提出病危时会出现呃逆。如《素问·宝命全形论》云："病深者，其声哕。"《金匮要略·呕吐哕下利病脉证治》将呃逆分为 3 种：①实证。"哕而腹满，视其前后，知何部不利，利之则愈。"②寒证。"干呕哕，若手足厥者，橘皮汤主之。"③虚热证。"哕逆者，橘皮竹茹汤主之。"《备急千金要方·呕吐哕逆》指出，治疗"膈间有水痰"所致呃逆，宜用小半夏加茯苓汤消痰利水。《景岳全书·卷十九》论及呃逆的病因属寒、热、虚，治疗宜温散、清降。清代李用粹《证治汇补·胸膈门》论及呃逆属气逆者宜疏导，属食停者宜消化，属痰滞者宜涌吐，属热郁之宜清下，属血瘀者宜破导，属虚者宜补益。

　　综上所述，以上医家多是从临床表现来推导呃逆的病因病机。与上述医家不同，王清任从解剖角度认识呃逆的病因，视角可谓独到。如《医林改错·血府逐瘀汤所治之症目》云："因血府血瘀，将通左气门、右气门归并心上一根气管从外挤严，吸气不能下行，随上出，故呃气。若血瘀甚，气管闭塞，出入之气不通，闷绝而死。"指出瘀血阻滞气管，导致出入之气不畅，则引发呃逆。针对呃逆的血瘀病机，王清任提出以血府逐瘀汤进行治疗。其曰："无论伤寒、瘟疫、杂症，一见呃逆，速用此方，无论轻重，一付即效。此余之心法也。"

十八、不寐

不寐，是以经常不能获得正常睡眠为特征的病证。主要表现为睡眠时间、深度的不足，轻者入睡困难，或寐而不酣，时寐时醒，或醒后不能再寐，重则彻夜不寐。《内经》所论不寐病机，有以下几个方面：①邪气客于脏腑，卫气行于阳，不得入于阴。如《灵枢·大惑论》云："卫气不得入于阴，常留于阳。留于阳则阳气满，阳气满则阳跷盛；不得入于阴则阴气虚，故目不瞑矣。"②阴虚。如《灵枢·邪客》云："阴虚，故目不瞑……"③脾胃不和，扰及心神。如《素问·逆调论》云："胃不和则卧不安。"④气血衰少。如《灵枢·营卫生会》云："老者之气血衰，其肌肉枯，气道涩，五脏之气相搏，其营气衰少而卫气内伐，故昼不精，夜不瞑。"张仲景在《伤寒论》和《金匮要略》中论及的不寐，病因涉及外感与内伤。《景岳全书·不寐》中，将失眠分为有邪、无邪两类，认为"有邪者多实证，无邪者皆虚证"。他指出"寐本乎阴，神其主也，神安则寐，神不安则不寐。其所以不安者，一由邪气之扰，一由营气不足耳"。明代戴元礼在《证治要诀·虚损门》中，提出"年高人阳衰不寐"之论。明代李中梓《医宗必读·不得卧》将不寐的原因概括为："一曰气虚，一曰阴虚，一曰痰滞，一曰水停，一曰胃不和。"清代冯兆张在《冯氏锦囊秘录·卷十二》指出："壮年人肾阴强盛，则睡沉熟而长；老年人阳气衰弱，则睡轻微易知。"

王清任在以上医家基础上提出"血府血瘀"可能导致不寐，提出用血府逐瘀汤治疗此证。如《医林改错·血府逐瘀汤所治之症目》云："夜不安者，将卧则起，坐未稳又欲睡，一夜无宁刻，重者满床乱滚，此血府血瘀。此方服十余付可除根。"

十九、干呕

干呕，首见于《金匮要略·呕吐哕下利病脉证治》，文中记载："干呕而利者，黄芩加半夏生姜汤主之。"此干呕是由于热邪犯胃所引起，邪既入里而下利，又上逆而干呕。干呕与呕吐皆是由于胃失和降，气逆于上所致。根据中医文献记载，一般将有声有物视为呕，有物无声视为吐，无物有声视为干呕，又名"吐逆"。

《内经》论干呕病因病机甚详。病因涉及外感、内伤及饮食所伤三个方面。病机主要与肝、胆、脾、胃有关。如《素问·举痛论》记载："寒气客于肠胃，厥逆上出，故痛而呕也。"《素问·至真要大论》有"诸呕吐酸……皆属于热""少阴之胜，热客于胃……呕酸善饥"。张仲景在《金匮要略》和《伤寒论》中，多处论及呕吐，包括：①外感热病过程中可出现呕吐。如六经病及太阳少阳合病、太阳阳明合病之呕吐。②内伤杂病导致呕吐。如黄疸、痰饮、宿食、误吞毒物所致呕吐。③方药有小半夏汤、大半夏汤、生姜半夏汤、吴茱萸汤、半夏泻心汤、小柴胡汤、橘皮竹茹汤等。《诸病源候论·呕吐候》云："呕吐之病者，由脾胃有邪，谷气不治所为也。胃受邪，气逆则呕。"此呕吐是由胃气上逆所致。《备急千金要方·呕吐哕逆》云："凡呕者多食生姜，此是呕家圣药。"宋代陈无择在《三因极一病证方论·呕吐叙论》中指出："呕吐虽本于胃，然所因亦多端，故有寒热、饮食、血气不调之不同，皆使人呕吐。"宋代杨士瀛在《仁斋直指方论·呕吐》中指出："呕吐出于胃气之不和，人所共知也。然有胃寒，有胃热，有痰水，有宿食，有脓血，有气攻，又有所谓风邪入胃。"《景岳全书·呕吐》中，对呕吐强调虚实辨证。书中指出"呕吐一证，最当详辨虚实。实者有邪，去其邪则愈；虚者无邪，则全由胃气之虚也"。清代程国彭在《医学心悟》中论及命门火衰导致呕吐，治疗采用上病下取之灌肠通腑法及温补肾阳之法。

综上所述，大多医家将干呕与呕吐视为同一病证，在病机上多认为是由于内伤或外感导致胃气上逆所引起。王清任则将干呕单独列为一种病证，认为瘀血可导致干呕，提出用血府逐瘀汤来治疗。如《医林改错·血府逐瘀汤所治之症目》云："无他症，惟干呕，血瘀之症。用此方化血，而呕立止。"

二十、小儿夜啼

小儿夜啼，是指小儿白天可安静入睡，入夜则啼哭不安，时哭时止，或每夜定时啼哭，甚则通宵达旦。此病证应除外小儿因饥饿、尿布潮湿、衣物不适、夜间点灯等不良习惯引起的夜间啼哭。

《诸病源候论·中恶病诸候》中，论及客忤的病因病机。书中认为此病是小儿素体虚弱，外界邪气突犯人体所致。其曰："卒忤者，亦名客忤。谓邪客之气，卒犯忤人精神也。此是鬼厉之气，中恶之类。人有魂魄衰弱者，则为鬼气所犯忤。"《三因极一病证方论》对小儿夜啼的原因进行分析归类，指出"小儿夜啼有四证，一曰寒，二曰热，三曰重舌口疮，四曰客忤……客忤者，见生人气忤而啼也"。

《普济方·婴儿杂病门》中，论及小儿因寒因热而夜啼的病机，指出"夜为阴盛之时，凡病在阴者，至夜则邪气盛；婴儿气弱，脏腑有寒，每至昏夜，阴寒与正邪相争，则神不得安宁，而腹切痛，故啼呼于夜"。书中指出因寒而夜啼者，是由于夜间为阴盛之时，而患儿若素体阳虚，则两寒相加，由于寒为阴邪，其性凝滞，气机运行不利，引发腹痛则导致夜啼。关于热而夜啼的病因，指出"阳者脏热，夜则阳衰，与热相搏，若与脏器交击，故作痛而啼"。即心属火为阳，阳为人生之正气，至夜阴盛而阳衰，阳衰则无力与邪热相搏，正不胜邪，则邪热扰心，而烦躁啼哭。

《颅囟经·病证》中，首次提到瘀血导致小儿腹痛，进而引起夜啼。亦即，"初生小儿至夜啼者，是有瘀血腹痛，夜乘阴而痛，则啼"。

清代陈复正在《幼幼集成·客忤》中，指出由于父母养护不当而导致小儿卫气不固，也是发生客忤的原因之一。其曰："小儿客忤，由儿真元不足，神气未充，故外邪客气得以乘之。经曰：邪之所凑，其气必虚。不治其虚，安问其余？忤者，谓外来人畜之气，忤触其儿之正气也。或因生人远来，或因六畜暴至，或抱儿戏骑牛马，或父母骑马远归，未及熏衣，即抱其儿，则马汗不正之气，从鼻而入。经曰：五气入鼻，藏于心肺，则正气受忤，此外因之客忤也。"

王清任强调瘀血可致夜啼，并提出可用血府逐瘀汤治疗。如《医林改错·血府逐瘀汤所治之症目》云："何得白日不啼，夜啼者，血瘀也。此方一两付痊愈。"瘀血阻滞，血得温则行，得寒则凝。血属于阴，夜亦为阴，阴邪自旺于阴分，故夜晚瘀血阻滞更甚，瘀阻于腹则腹痛而啼，瘀阻于经脉，营卫不能正常运行，则睡眠不安而啼。在论述上述病证之后，王清任以血府逐瘀汤进行治疗。方由当归三钱、生地三钱、桃仁四钱、红花三钱、枳壳二钱、赤芍二钱、柴胡一钱、甘草二钱、桔梗一钱半、川芎一钱、牛膝三钱组成。

二十一、五更泻

　　从现存文献来看，首先将肾泄（泻）作为一个病名提出的，是题名唐代孙思邈编集的《华佗神医秘传》。书中将肾泄（泻）命名为五更泻，明言"肾泄者，五更溏泄也"，并将其病因病机归属于肾阳虚，阐明"其原为肾阳虚亏，既不能温养于脾，又不能禁锢于下。故遇子后阳生之时，其气不振，阴寒反胜，则腹鸣奔响作胀，泻去一二行乃安。此病藏于肾，宜治下而不宜治中"。根据此病机，宋代许叔微提出，用五味子散温阳止泻。如其所著《普济本事方·脏腑泄滑及诸痢》云："顷年有一亲识，每五更初欲晓时，必溏痢一次，如是数月。有人云：此名肾泄，肾感阴气而然，得此方服之而愈。"

　　明代医家从命门角度阐述五更泻的机理。认为命门火衰，阴寒内盛，是导致肾泄（泻）的病机。如明代赵献可所著《医贯·内经十二官论》云："是肾虚失其闭藏之职也……今肾既虚衰，则命门之火熄矣。火熄则水独治，故令人水泻不止。"其基于天人相应的思想，论述五更泻的原因，认为肾脏属水，水旺于亥子，五更亥子之时，正肾水主事，肾气行于此时，肾虚闭藏失职，故五更时泄泻尤甚。其曰："盖肾属水，其位在北，于时为亥子。五更之时，正亥子水旺之秋，故特甚也。"张景岳亦持这一看法。如《景岳全书·杂证谟》云："盖肾为胃关，开窍于二阴，所以二便之开闭，皆肾脏之所主，今肾中阳气不足，则命门火衰，而阴寒独盛，故于子丑五更之后，当阳气未复，阴气盛极之时，即令人洞泄不止也。"明代徐春甫认为，五更泻与饮酒过度，损伤脾肾阳气，不能运化水湿有关。如《古今医统大全·泄泻门》云："肾泄者由肾虚，每于五更时溏泄一二次，而连月经年勿止者是。此多肾经湿注，饮酒之人多有之。"

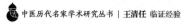

　　王清任则从脏腑解剖学视角，分析五更泻的病机。认为此病是因接近于幽门括约肌附近的部位，也就是"总提"部位有瘀血所致。由于瘀血阻滞，使胰腺的胰液直接由幽门进入小肠，从而引起五更泻。因而，其提出用膈下逐瘀汤活血祛瘀治疗此证。如《医林改错·膈下逐瘀汤所治症目》云："五更天泄三两次，古人名曰肾泄。言是肾虚，用二神丸、四神丸等药，治之不效，常有三五年不愈者。病不知源，是难事也。不知总提上有瘀血，卧则将津门挡严，水不能由津门出，由幽门入小肠，与粪合成一处，粪稀溏，故清晨泻三五次。用此方逐总提上之瘀血，血活津门无挡，水出泻止，三五付可痊愈。"

王清任

后世影响

一、历代评价

唐容川："王清任著《医林改错》，论多粗舛，惟治瘀血最长；所立三方，乃治瘀活套方也。一书中惟此汤歌诀'血化下行不作痨'句，颇有见识。凡痨所由成，多是瘀血为害，吾于血症诸门，言之綦详，并采此语以为印证。"（《血证论·血府逐瘀汤》）"王清任立方，即当芎失笑散意，治中下焦瘀血可用。王清任极言瘀血之证最详，而所用药则仍浅近，然亦有可用云。"（《血证论·膈下逐瘀汤》）

张锡纯："玉田王清任著《医林改错》一书，立活血逐瘀诸汤，按上、中、下部位，分消瘀血，统治百病，谓瘀血去而诸病自愈。其立言不无偏处，然其大旨则确有主见，是以用其方者亦多效验。"（《医学衷中参西录·第一卷》）

邓铁涛："王氏以血府逐瘀汤、膈下逐瘀汤、少腹逐瘀汤分治体腔的横膈膜以上、横膈膜以下和少腹等上、中、下之部位的瘀证，这是符合科学而又新颖的治疗法则。"

祝谌予："最古的医籍《内经》，就有瘀血的记载；清代唐容川也曾著《血证论》，但对活血化瘀疗法的阐述不及王清任。王清任所创的以'逐瘀'命名的六个逐瘀汤及补阳还五汤，至今仍在临床上使用，并且疗效满意，在临床上经得起重复。他所拟方剂，是在气血相关学说的指导下，由实践上升为理论，再以理论指导实践，经多次反复才创制的。有人说王清任叛经离道，我说王清任的创新精神是值得钦佩和学习的……活血化瘀疗法，王清任做出了很大贡献，尤其是气血相关学说体现了中医特色。"

二、学术传承

（一）活血化瘀理法方药的传承

1. 唐容川

唐容川对血瘀证的诊治，充分汲取了《医林改错》的活血逐瘀理法方药。如《血证论·卷五》论述"瘀血"证治时，引用王清任创制的通窍活血汤、血府逐瘀汤、膈下逐瘀汤，治疗瘀血在上焦、中焦、下焦之证。其云："瘀血在上焦，或发脱不生，或骨膊、胸膈顽硬刺痛，目不了了，通窍活血汤治之，小柴胡汤加归、芍、桃仁、红花、大蓟，亦治之。瘀血在中焦，则腹痛胁痛，腰脐间刺痛着滞，血府逐瘀汤治之，小柴胡汤加香附、姜黄、桃仁、大黄，亦治之。瘀血在下焦，则季肋少腹，胀满刺痛，大便黑色，失笑散加醋军、桃仁治之，膈下逐瘀汤亦稳。"此外，对于瘀血在肌肉证，也以血府逐瘀汤加醋炒大黄治之。如其云："瘀血在肌肉，则翕翕发热，自汗盗汗。肌肉为阳明所主，以阳明之燥气，而瘀血和蒸郁，故其证象白虎。犀角地黄汤加桃仁、红花治之，血府逐瘀汤加醋炒大黄，亦可治之也。"（《血证论·卷五》）

《血证论·吐血》中提出用泻心汤、十灰散治吐血而疗效不佳时，可用血府逐瘀汤活血止血。其曰："以上数法，用之得宜，无不立愈。其有被庸医治坏而血不止者，延日已久，证多杂见，但用以上诸方，未能尽止血之法，审系瘀血不行而血不止者，血府逐瘀汤主之。火重者，加黄芩、黄连；痰多者，加云苓、瓜霜；咳逆加杏仁、五味、寸冬；盗汗身热加青蒿、冬桑叶、黄柏、牡蛎；喘者加杏仁、苏子；身痛，胸腹满，大便闭，为瘀结，加大黄。如欲求详，参看痰瘀痨热等门，乃尽其治。"

唐容川对于血止之后，因瘀血停留而导致的胸膈疼痛，采用王清任的血府逐瘀汤活血止痛。其曰："血既止后，其经脉中已动之血，有不能复还故道者，上则着于背脊胸膈之间，下则着于胁肋少腹之际；着而不和，必见疼痛之证；或流注四肢，则为肿痛；或滞于肌腠，则生寒热。凡有所瘀，莫不壅塞气道，阻滞生机；久则变为骨蒸、干血、痨瘵，不可不急去之也。且经隧之中，既有瘀血踞住，则新血不能安行无恙，终必妄走而吐溢矣。故以去瘀为治血要法……而瘀血着留在身，上下内外，又各有部分不同，分别部居，直探巢穴，治法尤百不失一。审系血瘀上焦，则见胸背肩膊疼痛、麻木、逆满等证，宜用血府逐瘀汤。"

对于痰瘀所致风水，唐容川用通窍活血汤加味以活血化痰。他指出"盖失血之家，所以有痰，皆血分之火所结而成。然使无瘀血，则痰气有消容之地，尚不致喘息咳逆，而不得卧也。血家病此，如徒以肺胀法治之，岂不南辕北辙。丹溪此论，可谓发蒙振聩，第其用四物汤加减，于痰瘀两字，未尽合宜。予谓可用通窍活血汤加云苓、桔梗、杏仁、桑皮、丹皮、尖贝"（《血证论·卷二·咳血》）。

《血证论·经血》指出："血滞者，瘀血阻滞，因见身痛腹胀，寒热带漏，散经闭经诸证，总是瘀血阻滞其气。若无瘀血，则经自流通，安行无恙，何缘而错杂变乱哉。凡此之类，故总以去瘀为要，四物汤加元胡、桃仁、香附、乳香、没药主之。有热，加黄芩、黄连；有寒，加干姜、附片。王清任血府逐瘀汤、膈下逐瘀汤皆宜。瘀血之甚者，非仲景土瓜根下瘀血等汤不治，另详瘀血门。"

《血证论·经闭》指出："实证经闭者，妇人少腹如敦状，小便微难而不渴，此为水与血结在血室也，大黄甘遂汤主之。又仲景曰：妇人伤寒中风，经水适断，胸胁满如结胸状，谵语者，此为热入血室也。小柴胡汤主之，妇人经闭，藏坚癖不止者，中有干血，湿热腐变，化出白物，矾石末纳入阴户，吾谓可用土瓜根汤加黄柏、防己治之。又或小腹结痛，大便黑色，小便不利，明知血欲行而不肯利下，宜抵当汤主之，时方可用膈下逐瘀汤。"

《血证论·咳嗽》中，就痰瘀交阻引发的咳逆倚息而不能卧，提出"但去瘀血则痰水自消"。又曰："又有痰血作咳，其证咳逆倚息而不能卧，与水饮冲肺之证相似。盖人身气道，不可有塞滞，内有瘀血则阻碍气道，不得升降，是以壅而为咳；气壅则水壅，气即是水故也。水壅即为痰饮，痰饮为瘀血所阻，则益冲犯肺经，坐立则肺覆，瘀血亦下坠。其气道尚无大碍，故咳亦不甚。卧则瘀血翻转，更为阻塞，肺叶又张，愈难敛戢，是以倚息不得卧也。若仍照水饮冲肺，用葶苈大枣汤，是得治饮之法，而未得治瘀之法矣。须知痰水之壅，由瘀血使然；但去瘀血，则痰水自消，宜代抵当丸加云茯苓、法半夏，轻则用血府逐瘀汤加葶苈、苏子。又有咳嗽侧卧一边，翻身则咳益甚者，诸书皆言侧卧一边，乃失血咳嗽不治之证，而不知仍是瘀血为病。盖瘀血偏着一边，以一边气道通，一边气道塞，气道通之半边，可以侧卧，气道塞之半边，侧卧则更闭塞，是以翻身，则愈加咳逆也。宜血府逐瘀汤，加杏仁、五味子主之。侧卧左边者，以左边有瘀血，故不得右卧也。右卧则瘀血翻动，益加壅塞，宜加青皮、鳖甲、莪术，以去左边之瘀血。侧卧右边者，以右边有瘀血，故不得左卧也，宜加郁金、桑皮、姜黄，以去右边之瘀血。凡此瘀血咳嗽之证，诸书少言及者，朱丹溪略引其端，亦未申明。吾于临证有悟，不惜大声疾呼者，正欲起死人而肉白骨，岂敢秘而不传哉。"

《血证论·痞满》指出"又有癥瘕见于脐下，或见或没，为瘕，常见不没为癥。癥宜膈下逐瘀汤、抵当丸。瘕宜橘核丸"。

《血证论·时复》指出"凡物有根者，逢时必发；失血何根，瘀血即其根也。故凡复发者，其中多伏瘀血，以及遇节气，遇阴雨，而即蒸热发动者，均是瘀血为病，宜血府逐瘀汤加干漆、桃奴治之；或用仲景大黄䗪虫丸，少少与之。此理须知，方不为血证所瞒"。

关于王清任活血逐瘀诸方，唐容川也有具体分析和评价。例如，在论及通窍活血汤时，指出"大枣姜葱散达升腾，使行血之品，达于颠顶，彻于皮肤；而麝香一味，尤无所不到，以治颠顶胸背，皮肤孔窍中瘀血，诚有可取"（《血证论·通窍活血汤》）。又如，对膈下逐瘀汤解释说："王清任立方，即当芎失笑散意，治中下焦瘀血可用，王清任极言瘀血之证最详。而所用药则仍浅近，然亦有可用云。"（《血证论·膈下逐瘀汤》）在论及血府逐瘀汤时，指出："书中惟此汤歌诀'血化下行不作痨'句，颇有见识。凡痨所由成，多是瘀血为害，吾于血症诸门，言之綦详，并采此语以为印证。"（《血证论·血府逐瘀汤》）

2. 张锡纯

张锡纯对《医林改错》的理法方药，还有如下评价。张锡纯在《医学衷中参西录·治内外中风方》"镇肝熄风汤"按语中，就王清任以补阳还五汤治中风，分析说："此证自唐宋以来，浑名之曰中风。治之者，亦不分其为内中、外中，而概以风药发之，诚为治斯证之误点。直至清中叶王勋臣出，对于此证专以气虚立论。谓人之元气，全体原十分，有时损五分，所余五分，虽不能充体，犹可支持全身。而气虚者经络必虚，有时气从经络处透过，并于一边，彼无气之边即成偏枯。爰立补阳还五汤，方中重用黄芪四两，以峻补气分。此即东垣主气之说也。然王氏书中，未言脉象何如？若遇脉之虚而无力者，用其方原可见效。若其脉象实而有力，其人脑中多患充血，而复用黄芪温而升补者，以助其血愈上行，必至凶危立见，此固不可不慎也。前者邑中有某孝廉，右手废不能动，足仍能行。其孙出门，遇一在津业医者甫归，言此证甚属易治，遂延之诊视。所立病案言脉象洪实，已成瘫痪证无疑。其方仿王氏补阳还五汤，有黄芪八钱。服药之后，须臾昏厥不醒矣。夫病本无性命之忧，而误服黄芪八钱，竟至如此，可不慎哉。"

张锡纯在《医学衷中参西录·治肢体痿废方》中，论述其创制的补偏汤治疗偏枯证时，就王清任有关"半身不遂"的病机观点分析说："或问，王勋臣谓：偏枯原非中风，元气全体原有十分，有时损去五分余五分，虽不能充体犹可支持全身；而气虚者经络必虚，有时气从经络虚处透过，并于一边，彼无气之边即成偏枯。故患此证者，未有兼发寒热头疼诸证者。若执王氏之说，则《灵枢经》所谓：虚邪偏客于半身，其入深者内居荣卫，荣卫衰则真气去，邪风独留，发为偏枯，与《素问》所谓风中五脏六腑之俞，所中则为偏枯者，皆不足言欤？答曰：王氏谓偏枯因气虚诚为卓识，而必谓偏枯不因中风，乃王氏阅历未到也。忆数年前，族家姐年七十有三，得偏枯证三四日间，脉象洪实，身热燥渴，喘息迫促，舌强直几不能言。愚曰：此乃瘫痪基础预伏于内，今因外感而发也。然外感之热已若燎原，宜先急为治愈，然后再议他证。遂仿白虎加人参汤之意，共用生石膏十两，大热始退。审是则偏枯之根源，非必由中风。而其初发之机，大抵皆由中风，特中风有轻重，轻者人自不觉耳。或又问：王氏之论即非吻合，而用其补阳还五汤何以恒多试验？答曰：王氏之补阳还五汤以补气为主，故重用黄芪四两为君，而《神农本草经》黄芪原主大风。许胤宗治中风不醒，不能进药者，用黄芪、防风数斤，煮汤乘热置病人鼻下熏之，病人即醒，则黄芪治风可治。由是观之，王氏之论非吻合，王氏之方甚妥善也。且治偏枯当补气分，亦非王氏之创论也。《金匮》治风痹身体麻木，有黄芪五物汤，方中亦以黄芪为君，实王氏补阳还五汤之权舆也。"

张锡纯在《医学衷中参西录》共创立 25 首活血化瘀方剂，在组方上也明显借鉴了王清任以活血化瘀为主的用药特点。但张锡纯认为血瘀重症必当破血逐瘀，而王清任选用的一般活血化瘀药，力轻效弱。张锡纯组方时采用破血逐瘀之品，常用乳香、没药、三棱、莪术等。如《医学衷中参西录·方剂篇》云："盖血既离经，与正气全不相属，投之轻药则拒而不纳。"张锡纯还善用虫类药，取其走窜通络、活血祛瘀之效。如其创制理冲丸治疗妇人癥瘕，即是在活血化瘀药中加入水蛭以破瘀血。从用药特点上看，张锡纯用药更为峻猛，善于破血逐瘀。

3. 郑肖岩

《鼠疫约编》为鼠疫专著，清代郑肖岩辑，书成于 1901 年。本书是在《鼠疫汇编》（已佚。清代吴子存撰，原名《治鼠疫法》，后经吴氏友人罗芷园增辑，改名《鼠疫约编》）基础上，删去其繁复芜杂的部分，调整其编次，订正而成。全书共 8 篇，分别介绍鼠疫的预防、辨证及治法，并附医案及验方，有一定参考价值。现有多种清刻本和《珍本医书集成》本等。《鼠疫约编》一书，宗王清任之解毒活血汤（桃仁、红花均大量），对鼠疫患者实地施救，全活甚众。据其治疗经验，谓重症一日可使用数剂。

现代以来，活血化瘀法广泛运用于多种疾病的治疗并开展了深入的研究。现代学者有关王清任的学术论文，侧重于对其活血逐瘀理法方药的研讨。对王清任的活血逐瘀方剂及化裁应用，多有临床和科研报道，具有较高的关注度。相关论文题录及摘要，参见本书参考文献中的《王清任研究集成》。以下仅就现代几位中医名家对王清任活血逐瘀理法方药的认识与应用，作简要介绍。

4. 邓铁涛

邓铁涛教授曾撰写《清代王清任在临床医学上的贡献》一文，其中论述道：

"根据经验，血府逐瘀汤的确能统治一些由于瘀血所致的胸部病症，如胸痛、胸膜炎等症有效。王氏的两个治验病案：一女子胸任重物，仆妇坐胸才能入睡；一男子，胸不任物，必须露胸才能入睡，而用同一药方——血府逐瘀汤治愈的病案，相信不是虚构的。总之，胸部有瘀热的病候都属有效。膈下逐瘀汤，治腹部瘀热作痛，痛处不移或有积块的确有效。少腹逐瘀汤，对妇科病多种疾患都有奇效。如少腹积块疼痛，或痛经之喜按者，或续断淋漓不止者，均有效。有血崩，注射不止，不是虚症，用此方（蒲黄，用炭），一服血大减，三服而血止。广州已故名医罗子颐之如夫人距今二十年前少腹剧痛，有长形如秋茄之硬块，会诊各大医院诊治，断为癌肿，后服此方痛止块消，罗氏之女罗次梅医生，曾治一谢氏妇输卵管肿瘤，亦用此方而愈，两患者至今健在。此外，如通窍活血汤，罗子颐亦曾用以治疗一张氏妇，无故头发脱落，成为秃子，服此方而愈，该人还在，且今发仍乌润。笔者最近用通窍活血汤治一小女孩，11岁，患者于五年前患脑膜炎，愈后有癫痫发作后遗症，而更重要者，患儿于9岁即发育，出阴毛，咀唇有须，身形肥胖，没有小孩性格，举动一如大人，日饮茶水达七茶煲，在医院治疗数年无效，近年曾经针灸治疗，癫痫发作较为减轻，但其他症状并无改变。笔者诊其脉沉实有力，患者智力受影响，因照原方予之，隔日一服，约十五天后，痫症发作更轻，饮水较少，而成人发育趋势已被制止，服本方四五十剂。现患儿已爱和小孩们玩耍，体重不再增加，还减少了约十市斤。桃仁、红花，虽然每剂各三钱，而患儿精神却日佳，痫症虽未能完全制止，日饮水仍达四煲左右，但情况已有很大改善了。这样的疗效是出乎意料的。该方值得从药理方面做进一步的研究。王氏所录能治疗眼白珠红、糟鼻子、耳聋年久、白癜风、紫癜风、紫印面、青记面如墨、牙疳、妇人干劳、痨病、小儿疳证等，相信也是有效的。龙马自来丹对于痫症的确有效。"

"补阳还五汤是一张特别著名的有效方，张锡纯虽然批评了王氏对于治疗半身不遂过于强调阳气不足之论，认为痿证有虚仍有实，补阳还五汤用之要得当；但张氏不能不说：'补阳还五汤其方实甚妥善也。'此方用于痿废实属有效，不过必须耐心多服久服才收效。笔者屡用此方治中风后遗症手足不遂均有效，用于小儿麻痹证之截瘫亦收效。不过对于过迟者多不能十足复原，有恢复八成、五成的。黄芪必须重用四两或四两以上方效，其他药量亦应略为增加，特别是归身，可用至两许。"

"助阳止痒一方，除治痘后作痒，痘后失音有效之外，对于风疹亦甚见效。可保立苏汤，除治疗痘疹吐泻外，对于妇科月经异常之属虚者有良效。"

"解毒活血汤，对于小儿麻疹初透有效，宜去当归。本方对于血热之夜热、高热、抽搐亦效。"

5. 干祖望

干祖望教授曾撰写《王清任与〈医林改错〉》一文，其中论述：

《医林改错》是一部好书、奇书。虽然全书仅 12 万字左右，但在临床上的指导作用却不小。在实践中，其以下两方为耳鼻喉科的"王牌"方剂。其一，通窍活血汤，治疗慢性鼻炎之肥大性者，常有出神入化之妙，治单纯性鼻炎及耳聋、耳鸣，疗效也称满意。其二，补阳还五汤，方名"补阳"，不难理解。"还五"可能是王清任所谓"元气亏五成，下剩五成"，把所亏的五成元气恢复过来之意。其中，黄芪用"生"，用量偏重，为归尾的 20 倍、红花的 20 倍、赤芍的 13 倍，也有它的道理所在。否则，以为阳（气）药何以匹敌六味阴（血）药。《医林改错》十分朴实无华，无粉饰做作，直来直去。其敬业精神可钦可佩。

6. 祝谌予

祝谌予教授曾撰写《王清任对活血化瘀的贡献》一文，其中论述：

王清任的活血化瘀理论与组方，都是在气血相关学说指导下提出的。人体气血是不能分割的，气为血帅，血随气行，这是中医界人人都懂得的道理。从古至今的活血方剂，总离不开气分药，不是益气，便是理气，所以王清任强调气与血的关系。通窍活血汤、补阳还五汤以及六个逐瘀汤，用桃仁者七方，红花者七方，赤芍者七方，川芎者五方，当归者六方，生地者三方，五灵脂者三方，没药者二方，蒲黄者一方，丹皮者一方。看来，王清任所用的活血药，是以桃仁、红花、赤芍、当归、川芎为主药的。八个活血方中，益气活血的只有补阳还五汤重用黄芪，其他七个活血方都是理气活血方。其中用枳壳三方，柴胡三方，乌药一方，麝香二方。所以，组成活血化瘀方要根据中医辨证来用益气活血和理气活血法，不能单纯用活血药，必须加气分药。中药中，有气、血两性的药物，如川芎、香附、元胡、姜黄、牛膝之类。现代有些活血化瘀方，脱离了中医理论，活血方中单用几味活血药，把中药讲的气血分割开了，总感到有些废医存药的味道。活血药，从中医来讲，分为养血活血药、一般活血药、破血药、攻血药四种，这只是习惯用药，尚未用科学方法来定其活血程度。养血活血药有当归、鸡血藤、红花（少量），这类药比较少；一般活血药有祛瘀生新作用，如桃仁、红花、川芎、赤芍、丹参、益母草、藕节、鸡冠花、地锦、五灵脂、茜草、三七、血余炭、月季花、凌霄花、丹皮、泽兰；攻瘀破血药，有苏木、大黄、元胡、水蛭、虻虫、土鳖虫、地龙、刘寄奴、泽兰、生山楂、王不留行、牛膝；还有破癥祛瘀比较峻烈的药，如乳香、没药、血竭、阿魏、三棱、莪术、穿山甲、土鳖虫。以上这些药物，只是我在临床的习惯用法，并没有通过药理或血液流变学的实验研究。总之，王清任对活血化瘀疗法的运用做出了很大贡献，尤其是气血相关学说体现了中医特色，单纯用一些活血药，总不如加些益气药或理气药，这在临床是有体会的，应用时一定要强调中医的辨证，有瘀才能化瘀，无血瘀现象就不用活血化瘀法，并且要辨清是理气还是益气，辨证详审才能得心应手。

7. 董建华

董建华教授曾撰写《师古不泥古，古方赋新义》一文，其中论述：

"我在长期临床实践中很重视气血理论，常吸取王清任活血化瘀诸方，根据不同病人的具体情况，加以灵活变通运用；师古而不泥古，赋古方以新的意义、新的生命力……在临床中，对久治无效的顽固性头痛，无论是西医所称的血管性头痛、神经性头痛、损伤性头痛，或是偏头痛、额顶头痛，多以通窍活血汤方为主进行治疗，每获显著效果……余体会到，该处方妙加当归一味，缘病家久患头痛，病久入络，痛则不通，其理昭然。然久瘀不去，新血不生，故血瘀之中，血亏存焉。而当归一药，既可养血，又可活血，入此方可使该方具有荣血和络之功。"

董建华又说："血府逐瘀汤，是王清任在诸方中应用最广泛的一首，用以治疗胸中血府血瘀之症。王氏认为，属于血府血瘀的病症有头痛、胸痛、噎膈、不眠、多梦、呃逆、心悸、胸不任物、天亮出汗、食自胸右下、心里热、瞀闷、急躁、饮水即呛、肝气病等十九种。这些病症虽然各不相同，但只要有瘀血证可据，就可用本方治疗。结合《内经》对血府的认识，我认为血府逐瘀汤的适应证，主要可通过以下两条途径加以扩大。①根据《素问·脉要精微论》中'脉者，血之府也'和'心主血脉'之说，可将其广泛用于多种心血管疾病。②脉布全身，是人体脏腑、四肢、皮毛、骨肉等周身气血通行的道路，故血府逐瘀汤的临床应用，可推广到人体由于某种因素导致血瘀而发生的许多疾病。在具体应用时，还要注意针对不同疾病的特点，于组方遣药中灵活变通。如我运用血府逐瘀汤治疗胸痹、心痛、胸痞等疾病时，感到本方虽然有桃红四物汤与四逆散共同加味而成，功能活血祛瘀，行气止痛，但有时药力似嫌不够。回忆早年家传师授经验及自己多年临床摸索，发现在本方基础上，加旋覆花、广郁金两味，可使疗效倍增。旋覆花苦辛微温，归肺、脾、胃、大肠经，功能消痰行水降气。《别录》谓其消胸上痰结，唾如胶漆，心胁痰水，膀胱留饮及利大肠，通血脉等。郁金辛苦寒，归心、肝、胆经，功能祛瘀止痛，行气解郁，凉血清心，利胆。《本草备要》谓之行气破瘀，泄血解郁，凉心热，散肝郁。两药合用，旋覆花入肺开胸行气，郁金入心解郁理血；一偏调气，一偏理血，共奏调和气血之效。又，两药通行四脏三腑，心主血脉运行，肺主治节辅助血脉运行，肝主疏泄使气行血行；胃、胆、大肠之气同主于降，故入三腑俾气降而勿壅于胸上。通过调理四脏三腑气血，使血府逐瘀汤的活血行气之力进一步增强。"

　　董建华还说:"《医林改错·论痘非胎毒》列通经逐瘀汤一方,由桃仁、红花、赤芍、穿山甲、皂角刺、连翘、地龙、柴胡、麝香组成。论中所曰:此方无论痘行攒簇,蒙头覆釜,周身细碎成片或夹疹夹斑,浮衣水泡,其色或紫、或暗、或黑,其症或干呕、烦躁、昼夜不眠,逆行逆症,皆是瘀血瘀滞于血管,并宜用此方治之。其方中药性,不大寒大热,不大攻大下,真是良方也。这是王清任为抢救逆痘所创立的一张名方。他所称的痘即天花。但目前,天花在我国已基本绝迹。通经逐瘀汤是否亦仅仅成为历史产物呢? 我认为不然,这张古方仍可焕发出新的青春。取其方义,应用于癥瘕积聚类疾患,每可收到较好效果,这是因为:第一,通经逐瘀汤组方,以活血化瘀类药物为主,积聚属于瘀血性疾患,用之在所必然。特别是方中穿山甲一味,与鳖甲相合治肝脾肿大尤其有效。第二,更绝妙的是,通经逐瘀汤的另一个组方思想,是伍以连翘等清热解毒药。《成方切用》论保和丸方义时指出:'痞坚之处,必有伏阳,故以连翘之苦寒,散结而清热。'这里的'痞坚之处,必有伏阳'之说,被后世医家广泛推广到对各种癥瘕积聚的病机分析和治疗中。我提出通经逐瘀汤可治积聚,义即于此。"

　　"《医林改错·怀胎说》列刺猬散一方,即刺猬皮一个,瓦上焙干为末,黄酒调,早服。治遗精,梦而后遗,不梦而遗,虚实皆效。在学习这一条时,我考证了一些文献。《本经》谓其味苦平;《别录》:无毒;《本草求真》:入肠、胃;《本草撮要》:入手足太阳、阳明经;《本草经疏》:治腹痛疝积;《本草备要》:泻热凉血;《普济方》:治胃反吐食。概括起来,刺猬皮味苦性平,无毒,入胃与大肠等经,有逐瘀滞、疏逆气的作用,能祛瘀止痛,活血止血。据此,我将刺猬皮作为一味治疗胃痛的良药,根据临床经验,常与九香虫为伍,再配五灵脂、金铃子、延胡索等行气活血化瘀之品,每获良效,兼胀加大腹皮、枳壳、兼热加山栀子、黄连,大便干结不下加大黄,便血加白及、田三七或用乌贼骨、阿胶珠等化瘀止血。"

8. 谢海洲

谢海洲教授曾撰写《化瘀大法，常用长青》(见《王清任研究集成》)一文，其中论述：

早年曾阅读清光绪年间上海扫叶山房石印本《医林改错》，此书通俗易懂，读后反复思考，深感收益良多。后读到李经纬主编的《医学史》，对王清任才有了较为全面的了解。活血化瘀是临床常采用的治疗大法之一，可以说没有一天不用的。1947年，通过南京考试院中医师资格考试，以后多在教学上下功夫，但也未脱离临床实践。24岁开始教学，至今半个世纪过去了，讲授《中药学》时，以《本草备要》，参考《本草求真》，受到很大启发，将活血化瘀一法列为一章。而且，根据临床应用及作用程度分为行血、活血、破血；又依作用部位之不同，而分为上、中、下三焦用药；又依应用病种之不同而分类，采用多种分类应用的方法，这些可以说是受王清任《医林改错》启发的结果。1956年，北京中医学院成立，经朱颜老师推荐，担任"临床中药学"课程的教学任务。那时已有南京中医学院主编的试用教材，与过去采用疗效分类法大致相同。当时，利用实习时间上山下乡、下矿井，为劳动群众防病治病，活血化瘀法仍是一个多用的方法。曾向学员推荐，阅读王清任《医林改错》，不过3万字，而且文字通俗易懂，不需要更多讲解，列为参考书目之一。以后，研究生班听任应秋老师讲述《各家学说》，对王清任颇多微词，不过还是承认其实践精神。但以后该书正式出版，将王清任列入早期主张学习西医的中西结合派，今天看来不见得合宜。1972—1974年，受祝谌予老师之约，在中国医学科学院主办的高级西学中班担任中药方剂学教学及带实习教师，每位教师除讲课答疑指导实习外，还要担任讲座，每周均要轮流任教。第一讲就是活血化瘀法，以后整理成文，收载在拙著《中医药论丛》中。此后不论读到专著与论文，多有涉及活血化瘀这个专题，其中最著名的有姜春华教授的专著，我都好好学习。其后，赵锡武老师的学生张问渠曾整理成专著，约我为之写序，出版后并写书评介绍，陈士奎曾编有小册子《活血化瘀名家王清任》，通俗易懂，收入《中国历代名医学术经验荟萃丛书》内。1949 年以前，我在北京汇通中医学校讲述方解时，曾将活血化瘀法的方剂列成表，编为歌诀，以后尤荣辑编辑《医方发挥》时，收载在该书第 521 页中。关于这五张方子及其应用也相应扩大。通窍活血汤治脑外伤后遗症、血管神经性头痛、白癜风、眼科疾患、下肢动脉栓塞、急性虹膜睫状体炎、蛛网膜下腔出血后头痛、嗜睡等。血府逐瘀汤功用尤广，如治心脑血管系统疾病：冠心病、心绞痛、心律不齐、胸痛、心血瘀阻型顽固性高血压、顽固性失眠、头痛、外伤性头痛、瘀血性头痛、睡眠惊恐症；神经精神系统疾病：脑震荡、中风并发呃逆、流行性出血热后呃逆；消化系统疾病：粘连性肠梗阻、肝内血肿、呼吸系统疾病：哮喘；内分泌系统疾病：甲亢；泌尿系统：癃闭、尿潴留、前列腺增生；眼科疾病：视网膜中央静脉阻塞、动脉阻塞、脉络膜炎、玻璃体积血、眼带状疱疹、深巩膜炎、各种眼病术后；耳鼻喉科疾病：过敏性鼻炎、声带小结、耳鸣耳聋；妇科疾病：子宫内膜异位、黄褐斑、结节性红斑、席汉氏综合征；外科疾病：外伤性气胸。

9. 余瀛鳌

余瀛鳌教授曾撰写《继承弘扬王清任主创的重要治法》（见《王清任研究集成》）一文，其中论述道：

"王清任《医林改错》创用新方中，方名有'逐瘀'二字者计有 6 方，即血府逐瘀汤、膈下逐瘀汤、通经逐瘀汤、会厌逐瘀汤、少腹逐瘀汤、身痛逐瘀汤。数十年来，我在内科临床中曾用血府逐瘀汤去甘草、桔梗、柴胡，加土鳖虫、僵蚕、地龙等药治疗脑溢血，症见神志半明半昧、半身不遂、言语謇涩等。其中土鳖虫配合桃仁、红花有提高'祛脑瘀'的作用。"

"再者，我回忆40年前，曾主管某医院肝肾病区病房，采用膈下逐瘀汤加减，主治肝硬化、肝区痞痛、脾肿大等。基本处方：五灵脂、鳖甲、当归、川芎、桃仁、丹皮、三棱、莪术、赤芍、乌药、元胡、炙甘草、制香附、红花……这是膈下逐瘀汤的变方，所加之鳖甲、三棱、莪术，在配合'膈下逐瘀'、缩小肝脾肿大方面，均起到软坚消癥的作用。"

"我在较年轻时，每周定期在中国中医研究院附属广安门医院出门诊，曾治过一例中年妇女的痹证，主诉周身疼痛，肩、臂、腰、腿均有痹痛。病程约四年，每年入冬则身痛尤甚，已在多处医院诊治不效。我在问诊时获悉，患者痛处比较固定，诊脉时其脉偏于弦涩，遂以身痛逐瘀汤原方施治，患者服药两周，病去十之七八，又以此方略作加减，再服三星期，病竟痊可。这是王清任对痹证之法的创新，也启示我们，如用常法施治有关病证而久不见效，当'知常识变'，仔细辨证，改变治法。上述身痛逐瘀汤，治体表有瘀血倾向的痹证，就是一个启悟性很强的立法、遣方。"

10. 董汉良

董汉良教授曾撰写《王清任运用活血祛瘀疗法的要点和机理》一文，其中论述道：

"从王氏所治的血瘀证和所立方剂来看，其作用机理主要是以下四个方面。①抗凝祛瘀以疏通血脉。王氏提出：'血管青者，内有瘀血，渐至肚大坚硬成块，皆血瘀凝而成，用通窍活血汤以通血管。'在补阳还五汤中，用大队抗凝祛瘀，疏通血脉的药物，加入大剂量黄芪以鼓舞气血，直达清阳部位以疏通头部被瘀血阻滞之血脉，达到根本治疗的目的。近年来，用此方治疗脑血栓形成之中风，而多获满意效果。论在膈下逐瘀汤治疗（积块）时说道：'竖血管凝结，则成竖条；横血管凝结，则成横条；横竖血管凝结，必接连成片，片凝日久，厚而成块。'因此，用活血化瘀药物，抗凝祛瘀，疏通血脉，往往可以化积消癥，软坚去结。近年来，用活血祛瘀法治疗肝脾肿大（如早期肝硬化），所谓松动病根即是活血化瘀消痞块之法。②促进新陈代谢，以改善脏腑组织器官的生理功能和病理变化。王氏用通窍活血汤治疗头发脱落一症时说：'不知皮里内外血瘀，阻塞血路，新血不能养发，故发脱落。'这里点明了瘀血不去，新血不生，新血不能养发而致脱发的病理机制，而用活血祛瘀疗法则促进新陈代谢，从而改变组织器官的生理和病理变化，使脱发再生。再如，王氏所说白癜风、紫癜风、糟鼻子等皮肤病，使用活血祛瘀疗法，目的也是促进皮肤机能新陈代谢旺盛，从而改变其病理变化。他如妇人干劳、男子劳病、小儿疳积实是同一类虚损的疾病，以活血祛瘀结合补虚之法，促进机体代谢旺盛，可以达到病情日渐好转而向愈。又如，少腹逐瘀汤治疗不孕症，其云种子如神，实则也是通过祛瘀生新，以达到种子养胎的目的。③强心活血以改善全身血液循环。在血府逐瘀汤所治症目中，如胸疼、胸不任物、心跳心忙等一系列症状，大都类似现代所说的心脏病。近年来，广为应用活血祛瘀疗法，证实确可改善全身血液循环，消除一系列因心脏疾患所引起的证候。所以对心血管疾病，目前普遍注重应用活血祛瘀疗法，并创造了如复方丹参片、针等活血成药。④改善微循环以调节机体的平衡：关于微循环障碍，近年来有认为是血瘀的主要机理，用活血化瘀法，可以改善微循环障碍。在王氏的方剂中，以急救回阳汤治疗虚脱亡阳之证，除回阳救逆外，用桃、红活血祛瘀以改善微循环，其适应证颇似微循环障碍。其他如解毒活血汤、可保立苏汤也同此义；助阳止痒汤、足卫和荣汤，实质上也是改善体表微循环，从而达到止痒和营的目的；致泻调中汤、膈下逐瘀汤治疗肾泻、久泻之症，也是改善肠道微循环从而达到调整肠道功能的目的。"

（二）对王清任"脏腑论"的传承

陈定泰，字弼臣，广东新会人，生卒月今已无考。清光绪元年（1875），著有《医谈传真》4卷。

据陈定泰自述，其自少学医，却疗效不佳，苦于不验者多。清道光九年（1829），陈定泰因母病访羊城时，遇到旅居广州的王昭孚，意外得闻王清任的脏腑之论。陈定泰得闻之后，对王清任的脏腑之说极感兴趣，认识到这可能是一条学习医学的新道路。但他也觉得王清任之说尚不全面。当时，已有传教士医生来到广州开业行医。有友人告诉陈定泰，西医有解剖尸体的做法，并介绍他去拜访西洋医生，遂得以细读西医解剖著作及图谱。结合王清任的脏腑图与西医的解剖图，陈定泰内心受到极大震动，觉得与古传医书相较，"孰真孰假，判然离矣"。于是他反复研究了王清任的著作和西洋解剖图，写成《医谈传真》一书。在《医谈传真》中，陈定泰明显受到王清任之"学医当首重脏腑"的影响，认为"学医之序"为"先识脏窍经络之真，次识内外感伤之病，次识用药制方之宜，次识望闻问切之法，次识本草气味之真"（《医谈传真·原始》），其书即按此排列。书中不但引用王清任的脏腑图，还系统引用了西医的解剖图谱共16幅，并对两者加以比较对照，强调首先认识脏腑，然后再逐步学习其他学科。

综上所述，王清任重视人体气血，善用活血逐瘀法并创制活血逐瘀系列方剂，是其毕生医疗实践的结晶，也是其留给杏林后人的宝贵财富。王清任倡导"业医诊病，当先明脏腑"，基于实际观察提出对脏腑结构形态的独特认识，并在气虚、血瘀相关病证诊治中有所运用。王清任所述"脑髓说"，在前人基础上也有所发挥。王清任不仅重视人体气血并结合临床诊疗实践，总结和阐明气虚、血瘀所致多种病证的诊治法则；创制益气活血方剂、行气活血方剂和活血逐瘀系列方剂，拓宽了中医临床诊治相关疑难病证的思路，在后世产生了广泛的学术影响。

王清任

参考文献

著作类

［1］王清任.医林改错［M］.上海：上海科学技术出版社，1966.

［2］王冰.黄帝内经素问［M］.北京：人民卫生出版社，1963.

［3］张仲景.伤寒论［M］.钱超尘点校.北京：人民卫生出版社，2005.

［4］张仲景.金匮要略［M］.何任，何若苹整理.北京：人民卫生出版社，
2005.

［5］巢元方.诸病源候论［M］.宋白杨校.北京：中国中医药出版社，
2018.

［6］孙思邈.千金要方［M］.北京：中国中医药出版社，2015.

［7］王怀隐.太平圣惠方［M］.郑金生，江惟刚校.北京：人民卫生出版
社，2016.

［8］钱乙.小儿药证直诀［M］.阎孝忠编集，郭君双整理.北京：人民卫
生出版社，2006.

［9］严用和.济生方［M］.刘阳校注.北京：中国医药科技出版社，2012.

［10］杨士瀛.仁斋小儿方论［M］.孙理军，何伟编.北京：中国中医药出
版社，2017.

［11］陈无择.三因极一病证方论［M］.王咪咪整理.北京：人民卫生出版
社，2007.

［12］刘昉.幼幼新书［M］.北京：中国医药科技出版社，2011.

［13］张子和.儒门事亲［M］.余瀛鳌整理.沈阳：辽宁科学技术出版社，
2007.

［14］刘完素．素问玄机原病式［M］．宋乃光点校．北京：人民卫生出版社，2007.

［15］李东垣．东垣十书［M］．北京：国家图书馆出版社，2011.

［16］朱丹溪．丹溪心法［M］．王英，竹剑平，江凌圳整理．北京：人民卫生出版社，2007.

［17］王肯堂．证治准绳（杂病）［M］．倪和宪整理．北京：人民卫生出版社，2014.

［18］皇甫中．明医指掌［M］．张印生校注．北京：中国中医药出版社，1997.

［19］李中梓．医宗必读［M］．杜寿龙，王应山，周海忠等点校．太原：山西科学技术出版社，2006.

［20］戴元礼．证治要诀［M］．王英，江凌圳，竹剑平整理．北京：人民卫生出版社，2006.

［21］赵献可．医贯［M］．北京：中国中医药出版社，2011.

［22］徐春甫．古今医统大成［M］．北京：人民卫生出版社，2001.

［23］朱橚．普济方［M］．李冀，李笑然点校．哈尔滨：黑龙江科学技术出版社，1996.

［24］李用粹．证治汇补［M］吴惟校注．北京：中国中医药出版社，2008.

［25］陈复正．幼幼集成［M］．广州：广东科技出版社，2018.

［26］郑玉坛．彤园医书［M］．刘丽莎点校．天津：天津科学技术出版社，2010.

［27］叶天士．临证指南医案［M］．太原：山西科学技术出版社，2006.

［28］唐容川．血证论［M］．王咪咪校注．北京：人民卫生出版社，2005.

［29］张锡纯．医学衷中参西录［M］．柳西河等重订．北京：人民卫生出版社，2006.

［30］钱超尘，温长路.王清任研究集成（增订版）［M］.北京：中医古籍
　　　　出版社，2006.

［31］潘桂娟.中医历代名家学术研究集成［M］.北京：北京科学技术出版
　　　　社，2017.

论文类

［1］邓铁涛.清代王清任在临床医学上的贡献［J］.中医杂志，1958（7）：
　　　450.

［2］董汉良.王清任运用活血祛瘀疗法的要点和机理［J］.江苏中医杂志，
　　　1981（2）：10.

［3］祝谌予.王清任对活血化瘀的贡献［J］.山西医药杂志，1985，2（14）：
　　　109.

［4］谢文光.王清任运用黄芪的经验［J］.江西中医药，1985（1）：48–50.

［5］陈秀琪，孙遇钦.王清任的学术思想及其影响［J］.山东中医药大学学
　　　报，1991，4（4）：10–11.

［6］董建华.师古不泥古，古方赋新义［J］.新中医，1992（6）：15.

［7］刘美文，许白华.王清任学术思想的形成与发展［J］.河北中医学院学
　　　报，1994，9（91）：24–27.

［8］干祖望.王清任与《医林改错》［J］.江苏中医，1995，（16）7：26.

［9］欧阳建军.试论王清任制五首逐瘀汤的思维特色［J］.中医研究，
　　　1996，9（1）：8–10.

［10］王新，苟淑娟.《医林改错》气血理论初探［J］.长春中医学院学报，
　　　　1997，13（62）：63.

［11］辜小恒.王清任化瘀理论的临床应用［J］.江西中医学院学报，1997，

9（4）：1-2.

［12］章熙振，顾保群.《医林改错》气血论治浅析［J］.南京中医药大学学报，1998，14（3）：137-138.

［13］王敬兰，艾永敏，陈玲燕.王清任生平事迹及其学术思想［J］.河北中医药学报，2000，15（4）：17-20.

［14］周长胜，程如海，李雪芹.王清任脑髓说探讨［J］.云南中医学院学报，2001，24（2）：18-19.

［15］茅晓.王清任"气虚致中"学说及其临床应用［J］.山西中医，2002，18（1）：38-39.

［16］张梅奎，尹岭，张学文.补阳还五汤治疗缺血性中风的研究进展［J］.中国中医基础医学杂志，2002，8（9）：74-79.

［17］蒋桂希，咏初.王清任活血化瘀法临床应用［J］.湖北中医学院学报，2002，4（3）：50-51.

［18］叶效兰，汪晖，乐江，等.少腹逐瘀汤对子宫的解痉和抗炎作用［J］.中国医院药学杂志，2002，22（6）：329-332.

［19］张其成.王清任学术思想研究［J］.中医文化，2003（2）：4-7.

［20］张京春.王清任活血化瘀医方与心脑血管疾病的治疗［J］.中西医结合心脑血管病杂志，2003，1（7）：389-391.

［21］孔沈燕，马学芳，李胜涛.王清任活血化瘀法初探［J］.四川中医，2004，22（12）：5-6.

［22］年莉.血府逐瘀汤临证应用研究［J］.中医药学刊，2004，22（4）：702-705.

［23］熊平，王浩中.浅析王清任辨治血瘀证的特色［J］.河北中医，2004，26（12）：959-960.

［24］蒋芳莉，贾静鹏，蒋森.王清任《医林改错》与血瘀学说的发展［J］.

山西医药杂志，2004，33（9）：753-754.

[25] 王浩中，董斌，沈宏春，等.从《医林改错》谈王清任的学术创新 [J].长春中医学院学报，2005，21（3）：178-179.

[26] 龙建新.王清任制方用药探析 [J].河南中医，2005，25（4）：21-22.

[27] 陈志霞.浅谈王清任的瘀血理论特点及活血化瘀法的现代临床应用 [J].国医论坛，2005，20（2）：47-49.

[28] 夏永良.王清任活血化瘀方剂用药规律探讨 [J].中医药学刊，2006，24（1）：95-96.

[29] 杨付明.张锡纯与王清任益气活血法运用的比较研究 [J].江苏中医药，2006，27（5）：10-11.

[30] 孙达武.论王清任对活血化瘀的贡献 [J].中医药导报，2006，12（9）：6-8.

[31] 李新华.王清任血瘀理论成因探析 [J].湖南中医学院学报，2006，26（3）：4-5.

[32] 容兆宇.血府逐瘀汤对37例冠心病心绞痛患者细胞因子及氧自由基的影响 [J].中医研究，2006，19（7）：26-28.

[33] 田虎，王素改.试论王清任活血化瘀法及其成就 [J].天津中医药大学学报，2006，25（4）：204-206.

[34] 李睿.王清任活血化瘀方剂应用特点及临床体会 [J].中国中医基础医学杂志，2006，12（2）：153-155.

[35] 秦荣.王清任活血化瘀法及其制方用药特点探讨 [J].江西中医药，2007，38（9）：11-12.

[36] 李林.王清任解剖学对中医的影响 [J].光明中医，2007，22（2）：15.

［37］王烨燃，王凯旋 . 王清任中风理论及其临床应用考释［J］. 实用中医内科杂志，2008，22（4）：13-14.

［38］张大明，杨建宇 . 对王清任脏腑改错的再思考［J］. 中国中医药现代远程教育，2008，6（9）：1074.

［39］马艳春，李成文 . 王清任瘀血理论及脑髓说探讨［J］. 中医药信息，2008，25（6）：6-8.

［40］李冀，王烨燃 . 王清任活血化瘀法用药特点探析［J］. 辽宁中医杂志，2008，35（6）：826-828.

［41］马华强，马海英 . 王清任《医林改错》学术特色浅议［J］. 中国中医药现代远程教育，2009，7（12）：179.

［42］葛少勇 . 浅析《医林改错》对半身不遂的认识［J］. 现代中医药，2009，29（3）：56-57.

［43］潘大为 . 论王清任的神明观［J］. 中华中医药杂志，2009，24（2）：124-127.

［44］马殿信 . 血府逐瘀汤治疗气滞血瘀型冠心病心绞痛的临床疗效观察［J］. 实用心脑肺血管病杂志，2009，17（9）：769-770.

［45］徐远 . 王清任调气活血组方思想的内涵及临床运用［J］. 北京中医药大学学报，2009，32（1）：5-8.

［46］张海啸，杨叔禹，曹洪欣，等 . 王清任的气血相关理论及用药特点［J］. 时珍国医国药，2009，20（1）：246-247.

［47］吴沐基，莫小燕 . 浅谈《医林改错》中血府和血府血瘀的学术特色［J］. 光明中医，2009，24（2）：225-226.

［48］王锋，孙德舜 . 浅析王清任活血化瘀法［J］. 中医药通报，2011，10（6）：33-34.

［49］白东浩 . 试论王清任在治淤方面的几点创新［J］. 疾病监测与控制，

2011, 5（9）: 578-580.

[50] 叶宇齐, 王佩娟. 少腹逐瘀汤治疗原发性痛经的机制研究 [J]. 长春中医药大学学报, 2012, 28（3）: 551-553.

[51] 杨佳昕, 海英. 王清任补阳还五汤治疗中风病文献研究 [J]. 实用中医内科杂志, 2012, 26（11）: 10-12.

[52] 王金桥. 试论王清任调气活血的组方思想 [J]. 山东中医药大学学报, 2012, 36（5）: 389-391.

[53] 徐梅, 赵莉, 张婷婷, 等. 王清任"五逐瘀汤"在妇科临床中的运用 [J]. 上海中医药杂志, 2012, 46（1）: 85-87.

[54] 黄德弘, 刘孟渊. 王清任气血理论和调气活血组方思想特色探析及运用体会 [J]. 上海中医药杂志, 2014, 48（5）: 26-29.

[55] 易艳兰, 熊瑜, 曹笑, 等. 补阳还五汤治疗血管性痴呆的研究概况 [J]. 中国民族民间医药, 2020, 29（17）: 76-79.

[56] 侯晓婵, 高维娟. 补阳还五汤治疗缺血性卒中机制研究进展 [J]. 河北中医, 2020, 42（12）: 1916-1920.

[57] 吕双宏, 王恒和. 血府逐瘀汤临床应用研究进展 [J]. 湖南中医杂志, 2020, 36（10）: 200-202.

[58] 汪亚群, 陈永灿, 孙迪, 等. 血府逐瘀汤在神经系统疾病中的临床应用 [J]. 浙江中医杂志, 2020, 55（2）: 144-145.

[59] 黄泽, 胡跃强, 陈莲梅, 等. 血府逐瘀汤治疗眩晕病研究进展 [J]. 陕西中医, 2020, 41（8）: 1169-1172.

[60] 吴增光, 胡鹏, 范柏爽, 等. 少腹逐瘀汤对寒凝血瘀型原发性痛经大鼠活血作用研究 [J]. 天津中医药, 2020, 37（8）: 929-935.

汉晋唐医家（6名）

张仲景　王叔和　皇甫谧　杨上善　孙思邈　王　冰

宋金元医家（19名）

钱　乙　刘　昉　陈无择　许叔微　陈自明　严用和
刘完素　张元素　张从正　成无己　李东垣　杨士瀛
王好古　罗天益　王　珪　危亦林　朱丹溪　滑　寿
王　履

明代医家（24名）

楼　英　戴思恭　刘　纯　虞　抟　王　纶　汪　机
薛　己　万密斋　周慎斋　李时珍　徐春甫　马　莳
龚廷贤　缪希雍　武之望　李　梴　杨继洲　孙一奎
吴　崑　陈实功　王肯堂　张景岳　吴有性　李中梓

清代医家（46名）

喻　昌　傅　山　柯　琴　张志聪　李用粹　汪　昂
张　璐　陈士铎　高士宗　冯兆张　吴　澄　叶天士
程国彭　薛　雪　尤在泾　何梦瑶　徐灵胎　黄庭镜
黄元御　沈金鳌　赵学敏　黄宫绣　郑梅涧　顾世澄
王洪绪　俞根初　陈修园　高秉钧　吴鞠通　王清任
林珮琴　邹　澍　王旭高　章虚谷　费伯雄　吴师机
王孟英　陆懋修　马培之　郑钦安　雷　丰　张聿青
柳宝诒　石寿棠　唐容川　周学海

民国医家（7名）

张锡纯　何廉臣　陈伯坛　丁甘仁　曹颖甫　张山雷
恽铁樵